Julian
Materia medica der Nosoden

Materia medica der Nosoden

Von Dr. Othon-André Julian

Autorisierte Übersetzung aus dem Französischen
von H. Friz, Ulm

9., überarbeitete Auflage

Karl F. Haug Verlag • Heidelberg

Die Deutsche Bibliothek – CIP-Einheitsaufnahme

Julian, Othon-André:
Materia medica der Nosoden / von Othon-André Julian.
Autoris. Übers. aus dem Franz. von H. Friz. – 9., überarb. Aufl. – Heidelberg :
Haug, 1999
  ISBN 3-7760-1736-8

1. Auflage 1960 – 8. Auflage 1994
© 1999 Karl F. Haug Verlag, Hüthig GmbH, Heidelberg

ISBN 3-7760-1736-8
Satz: Strassner ComputerSatz, Leimen
Druck und Verarbeitung: Druckhaus Beltz, Hemsbach

Inhalt

Einführung

Nosoden sind homöopathische Präparate, die aus Mikroben-kulturen, aus Viren, aus Sekreten oder pathologischen Exkreten gewonnen werden.

Isopathisch nennt man solche Nosoden, die im Organismus eines Kranken durch das Krankheitsgeschehen gebildet werden.

Herstellung und Absatz von Nosoden unterliegen in Frankreich einer von der Regierung ausgestellten Autorisierung, die in einem Dekret zu den durch Gesetz vom 14. Juni 1934 vorgesehenen Bedingungen niedergelegt ist.

Die Nosoden werden von der 3. centesimalen oder von der 6. dezimalen Potenz ab geliefert.

Die Nosoden müssen nachweislich steril sein.

Historisches

Die Entstehung der westlichen medizinischen Kultur beruht vor allem auf Hippokrates. Er gibt schon eine Indikation der Isotherapie, wenn er schreibt: „Vomitus vomitu curantur." (Abhandlung über Körperteile des Menschen 1, 688.)

Im 15. Jahrhundert behandelte Robert Fludd Schwindsüchtige mit Verdünnungen ihres Auswurfs.

Im 16. Jahrhundert empfahl Oswald Crollius in seinem Buch „Signaturen und Entsprechungen" die Anwendung der Isopathie.

Aus dem Fernen Osten ist bekannt, daß die Chinesen seit sehr langer Zeit schon eine Art vorbeugende Impfung anwandten, indem sie die eingetrockneten, vom Kranken gewonnenen Blatternsekrete aufschnupfen ließen.

Im Jahre 1798 übernahm Jenner in einer etwas abgewandelten Form die Praktiken der Chinesen.

Auch Paracelsus, der „elende Arzt", wie ihn Allendy nennt, hatte ebenfalls schon über die heilende Wirkung der Anwendung von Krankheitsstoffen berichtet.

Die eigentliche Behandlung mit Nosoden beginnt jedoch erst mit dem deutschen Tierarzt Wilhelm Lux, geboren am 6. April 1776 im schlesischen Oppeln. Er wendet die Homöopathie in der Veterinärmedizin vom Jahre 1820 ab an. Als ein ungarischer Großgrundbesitzer ihn bittet, homöopathische Heilmittel gegen Räude und Rotz (Malleus) zu liefern, versucht er das „Simile", das ihm fehlt, durch ein „Aequale" zu ersetzen, indem er von einem an Räude erkrankten Tier einen Tropfen Blut nimmt und ihn bis zur 30. Centesimale potenziert; dasselbe macht er mit dem Nasenschleim eines Tieres, das an „Rotz" erkrankt war.

Etwas später verwendet auch der Amerikaner Constantin Hering die Krankheitsprodukte, die Nosoden, und zwar um das Jahr 1831, aber er gibt ihnen eine pathogenetische Grundlage und wendet sie nicht als „Aequalia" an, sondern als „Simillima".

Aus diesem Grund ist auch Hahnemann nicht ein unbelehrbarer Gegner der Nosoden und er schreibt in der 4. Auflage seines „Organon" § 56 (1): „Man möchte gerne eine 3. Kurart durch *Isopathie*, wie man sie nennt, erschaffen, nämlich mit gleichem Miasma eine gleiche vorhandene Krankheit heilen. Aber, gesetzt auch, man vermöchte dies, so würde, da sie das Miasma nur hoch potenziert; und folglich, verändert dem Kranken reicht, sie dennoch nur durch ein, dem *Simillimo* entgegengesetztes *Simillimum* die Heilung bewirken."

Das will nicht heißen, daß Hahnemann seine Meinung nie geändert hat; vielmehr war er manchmal der Sache gegenüber feindlich eingestellt (s. § 56 – Note a – 6. Ausgabe „Organon", franz. Übersetzung von Pierre Schmidt, Genf), manchmal aber begünstigte er sie. (Vgl. Hahnemanns Schreiben an die „Bibliothèque Homoeopathique" wegen Veröffentlichung des Briefes von Joly, der Hahnemann den Erfolg von M. Theuille während der Pest von Konstantinopel berichtete.)

Im Jahre 1895 veröffentlicht der Reverend Pater Dr. Collet bei Baillière in Paris sein Buch: „Isopathie, Methode von Pasteur auf internem Wege".

Weil Collet fern von einem Ort wohnte, wo man homöopathische Medikamente erhalten konnte, er wohnte ja in Mossul, kam er auf die Idee, pathologische Stoffe in homöopathischer Dynamisierung anzuwenden und erzielte damit sehr schöne Erfolge. So benutzte er z. B. die Tränen von Kranken in der D6 oder D12 und erreichte damit Besserung oder Heilung bei schwerer Konjunktivitis, bei ulzeröser Keratitis, bei Nyktalopien, Hemeralopien, bei Tumoren der Tränendrüsen, bei Tränenträufeln usw. Mit diphtherischem Sekret heilte er schwere Anginen, mit Bronchialschleim fieberhafte oder chronische Katarrhe, mit Pharynxschleim katarrhalische Otitis usw. Er wandte Urin an, Schweiß, seröse Hautabsonderungen, Blut aus einem Ulcus varicosum, Blut, das er aus einem Kropf gewonnen hatte, und er versuchte sogar, wenn keine spontane Sekretion vorhanden war, Serum auf artifiziellem Wege zu gewinnen.

Collet wendet die 1. und die 6. CK (Korsakoff-Potenz) für akute oder durch Unfälle hervorgerufene Krankheiten an, die 6. bzw. die 15. CK und die 30. CK bei chronischen Erkrankungen.

Die Behandlung mit Nosoden kam über die angelsächsischen Länder und auch Frankreich in die deutschsprachigen Länder.

Die Anwendung der Nosoden

Die Behandlung mit Nosoden hat nach Allendy, Fortier-Bernoville, Martiny u. a. drei Aspekte:

1. die symptomatische Ähnlichkeit, d. h. die Verschreibung der Nosode erfolgt nach der grundlegenden homöopathischen Regel des Simillimum,
2. die aktuelle ätiologische Ähnlichkeit, die gerade in der Entwicklung begriffen ist,
3. die anamnestische ätiologische Ähnlichkeit hinsichtlich einer alten, scheinbar geheilten Krankheit.

Bezüglich der Anwendung des Heilmittels nach der **symptomatischen Ähnlichkeit** ist wenig zu sagen, denn sie betrifft die übliche Arbeit des homöopathischen Arztes.

Die **aktuelle Ätiologie** betrifft die Verschreibung von *Pertussinum* bei Keuchhusten, *Staphylococcinum* bei einem Furunkel usw.

Hierbei stützt man sich jedoch auf eine als bereits bekannt vorausgesetzte Ätiologie, obwohl man weiß, daß unsere Kenntnisse von der Biologie der Mikroben sich jeden Tag weiterentwickeln.

Darum soll ein Furunkel nicht lediglich mit Staphylococcinum oder Anthracinum oder Pyrogenium behandelt werden, sondern entsprechend dem jeweiligen Krankheitsbild anfangs z. B. auch mit Belladonna oder Hepar sulfuris, ferner mit Apis oder Tarantula; wenn Verbrennungen oder phlegmonöse Tendenzen vorliegen, mit Mercurius solubilis, wenn die Resorption sich verzögert, mit Calcium sulfuricum zu Erleichterung der Entleerung, mit Silicea, um die Eiterung zu beenden, mit Echinacea bei einer schweren Infektion. Anthracinum D10 oder D15, Pyrogenium D10 und D15 sind nützlich und angezeigt entsprechend dem jeweiligen Entwicklungsstadium; zu Anfang kann eine Gabe Anthracinum D20 oder D15 die Reifung des Furunkels unterstützen; in der Bildungsphase beschleunigt Pyrogenium D15 oder D20 die Entwicklung, und ich zögere nie, im Wechsel mit dem passenden homöopathischen Arzneimittel mehrmals täglich Anthracinum D10 oder Pyrogenium D10 zu verschreiben.

Dasselbe gilt zum Beispiel für einen Fall von Erysipel, wo die Trias Belladonna, Apis und Rhus toxicodendron als nützlich angesehen werden kann, dessen septischer Zustand jedoch Anthracinum D15 in 3tägigen Abständen und Anthracinum D10 2- bis 3mal täglich verlangt.

Eine akute Erkrankung wie der Herpes zoster dürfte, von seltenen Ausnahmen abgesehen, eine Wunderkur für den homöopathischen Arzt ermöglichen.

Nachstehend ein therapeutisches Schema[1], wie es sich mir über viele Jahre hinweg bewährt hat.

Jeden Abend gegen 21 Uhr[2] eine Gabe in der folgenden Reihenfolge: Variolinum D15 (oder Vaccinotoxinum) am 1. Abend, Arsenicum D15 am 2. Abend, Staphylococcinum D15 am 3. Abend, Rhus toxicodendron D15 am 4. Abend, Vaccinotoxinum D20 am 5. Abend. – Drainage tagsüber mit je 2 Körnchen von Rhus toxicodendron D3, Hypericum D3, Pyrogenium D10 oder Anthracinum D10, je nach

---

1 s. Artikel „Zona" in meinem Buch: Etudes Homoeopathiques cliniques et thérapeutiques. Bd. 1, Verlag Peyronnet.
2 Uhrzeitangabe erfolgt in 24-Stunden-Zählung.

Zustand; endlich eine Salbe auf der Basis von *Hydrocotyle*. Wohlverstanden: es gibt noch andere homöopathische Mittel, die man beim Herpes zoster verschreiben kann, z. B. *Arsenicum*, *Mezereum*, *Sulfur*, *Croton* usw. Ich habe oben nur ein Beispiel angeführt, um den Einsatz einer Nosode zu verdeutlichen. Unsere Beobachtungen lassen den Rückschluß zu, daß eine Gürtelrose im Durchschnitt innerhalb von 12 Tagen geheilt werden kann.

Bezüglich der **anamnestischen Ätiologie** erscheint uns die Rolle der Nosoden immer noch wichtig und für bestimmte von ihnen sogar fundamental.

Dr. Poisson (Le Havre) hat von einer Patientin berichtet, die an einem schweren Syndrom von Unterernährung und posttraumatischen Depressionen litt, wo jede allopathische und homöopathische Behandlung versagt hatte, und die mit einer Dosis *Paratyphoidinum* B D20 wunderbar verändert und geheilt wurde.

Dr. Pfister aus Saverne, bei dem ich im Jahre 1935 meinen ersten Unterricht erhielt, hat in den „Journées Homoeopathiques Alsaciennes" im Mai 1938 berichtet, daß eine genuine Epilepsie mit einseitiger Ischias anhaltend durch Verordnung von *Eberthinum* geheilt ist, das aufgrund von Typhus in der Anamnese ausgewählt worden war.

Dr. H. Bernard[3] beschreibt den Fall eines Kranken, der an einer chronischen Bronchitis mit Frösteligkeit, unreiner Haut und Kratzwunden litt und mit einer Gabe *Psorinum* C200 geheilt wurde.

Diese Beispiele lassen uns die Bedeutung einer genauen Befragung des Kranken und die Möglichkeit einer Anwendung von Nosoden begreifen. – Sie waren zuerst ein ätiologisches Heilmittel, wurden aber bald ein „Heilmittel des Terrains", das sehr nützlich ist bei den großen psorischen, sykotischen, tuberkulinischen und luetischen Syndromen, bei krebsartigen Zuständen, bei allgemeinen krankhaften Veränderungen.

---

3 Bernard, H.: Beobachtung über einen Psorinum-Fall (Homoeopathie moderne 5, 20 [16. Dezember 1936]).

Verschreibung einer Nosode

In Wirklichkeit muß das klinische Kriterium der Leitfaden bei der Verordnung des Arztes sein.

Man kann zwar für die Verschreibung der Nosoden einige allgemeine Direktiven anwenden, die jedoch leicht Gefahr laufen, falsch zu sein, da sie sich von der Individualisierung entfernen.

Man kann sagen:

1. Es ist angezeigt, das Basisheilmittel für die Konstitution des Kranken sowie die jeweils passende Nosode in Hochpotenz zu verschreiben, und zwar im Wechsel 1mal wöchentlich.

2. Es ist unerläßlich, eine homöopathische Behandlung zu verordnen, die möglichst alle Simillima-Heilmittel umfaßt.

3. Zusätzlich muß eine Drainagebehandlung der Leber und der Nieren folgen und je nach klinischer Notwendigkeit eine Drainage des Herzens, der Lunge, des Magen-Darm-Kanals usw.

4. Die Wiederholung einer hochpotenzierten Nosode hängt davon ab, ob eine akute oder chronische Erkrankung vorliegt.

In *akuten Fällen* kann man eine Nosode in der D15 oder D20 alle 3 Tage wiederholen; in mittlerer Potenz, z. B. in der D10, kann man sie alle Tage verabfolgen.

Bei *chronischen Fällen* gibt man das Mittel 1mal innerhalb 7 oder 14 Tagen, später sogar nur 1mal monatlich.

Hier einige praktische Beispiele (alle in Kurzfassung):

Ekzem des Säuglings

10 Monate alter Säugling, impetiginöses Ekzem mit einigen Furunkeln auf Arm und Bauch.

Behandlung: 5 Tropfen *Mezereum* D3 morgens; 5 Tropfen *Graphites* D8 beim Schlafengehen; eine Gabe *Anthracinum* D15 in 2- bis 3tägigen Abständen zu wiederholen.

Heilung innerhalb 14 Tagen.

Enuresis

6½ Jahre alter Junge, mager, Mikropolyadenopathie, nervös, appetitlos, Harnabgang zwischen 1 und 2 Uhr morgens.

Behandlung: Alle 10 Tage nacheinander je eine Gabe Silicea D15: Drosera D15; Calcium fluoricum D15; Marmorek D15.

Jeden Tag: Vor den Mahlzeiten morgens und mittags 8 Tropfen Dulcamara D1 und Avena sativa āā; um 17 Uhr 5 Tropfen Equisetum aut. D3; beim Schlafengehen 5 Tropfen Causticum D10.

2 Monate später: sehr gute Besserung.

Weitere Behandlung: Alle 10 Tage je eine Gabe Calcium fluoricum D15; Tuberculinum D15; Silicea D15; übrige Behandlung unverändert.

Heilung.

Gesichtsneuralgie

43jähriger Mann, Gesichtsneuralgie seit 3 Jahren, asthenischer Typ, mager, nervös. Verschiedene allopathische Behandlungen ohne Erfolg

Behandlung: Alle 5 Tage nacheinander je eine Gabe Arsenicum D20; Causticum D15; Spigelia D20; Tuberculinum D20; dazu täglich: morgens 10 Tropfen Causticum D8; Spigelia D8; beim Schlafengehen 10 Tropfen Arsenicum D8; Kalmia D3.

1 Monat später: Ausgezeichnete Besserung.

Weitere Behandlung: Alle 10 Tage nacheinander je eine Gabe Arsenicum D15; Hypericum D15, Aconitum D15; Tuberculinum Residuum D20; täglich beim Aufwachen 10 Tropfen Kalmia latifolia D3; beim Schlafengehen 10 Tropfen Arsenicum D1; Ledum palustre D3.

Heilung ohne Rezidive.

Raynaudsche Krankheit

68jähriger Mann, Fußzehen weiß, wie „abgestorben", verschlimmert durch feuchte Kälte. Augenlider schwer, geschwollen. Hatte um das 20. Lebensjahr herum dreimal Gonorrhoe.

Behandlung: Medorrhinum D15 und D10 im Wechsel mit Secale cornutum D15 und D10.

Heilung 1 Monat später.

Cyclothymie – depressive Melancholie

32jähriger Mann, fett, stark, unruhig, ängstlich, Depressionskrisen mit Weinen; Verdauungsstörungen. Hat zwei Selbstmordversuche unternommen. Kommt zu mir in stark depressiver Periode.

Behandlung: Tuberculinum D20, eine Gabe alle 5 Tage; dazu täglich Magnesium phosphoricum D1 trit. morgens; Aurum D10 und Chelidonium D8 abends.

1 Monat später: es geht ihm sehr gut.

Anhand dieser kurzen klinischen Beispiele wird man sich eine Vorstellung bezüglich der praktischen Anwendung der Nosoden machen können.

Klassifizierung der Nosoden

Man kann mehrere Gruppen von Nosoden aufstellen:

1. Gruppe: Reine Mikrobenkulturen.
2. Gruppe: Bestimmte Produkte der Pharmakopoe: Tuberkuline, Toxine und Anatoxine, Vakzine, therapeutische Seren.
3. Gruppe: Vom Kranken selbst gewonnene Krankheitsprodukte. Eine diesbezügliche ausführliche Aufzählung erübrigt sich.

Ferner lassen sich die Nosoden in 2 Abteilungen gruppieren:

1. Stock-Nosoden: z. B. Pyrogenium, Botulinum, Diphtherinum, Diphtherotoxinum; Eberthinum, Paratyphoidinum, Hydrophobinum, Influenzinum, Anthracinum, Enterococcinum, Pyocyanicum, Scarlatinum, Variolinum, Ourlianum, Bach'sche Nosoden; Colibacillinum; Pertussinum, Serum Anti-Colibacillinum; Morbillinum; Malleinum; Tetanotoxinum, Oscillococcinum, Staphylococcinum, Streptococcinum.
2. Diathetische Nosoden:
   - psorische Gruppe: Psorinum; Ekzeminum; Malandrinum; Pyorrhein.
   - sykotische Gruppe: Medorrhinum; Framboesinum.

- tuberkulinische Gruppe: *Tuberculinum; Tuberculinum Residuum; Denys; Marmorek; Spengler; Aviaire.*
- luetische Gruppe: *Luesinum.*
- isopathische Gruppe (im engeren Sinne): Ethylicum, Schokolade, Hummer, Fette, Milch, Mehl, Blut, Menstruationsblut, Speichel, Faeces, Bronchialschleim, Schweiß, Tränen, Eiter usw.

Potenzen

Man wendet im allgemeinen die D10, D15, D20, D30 und D60 an. Die ersten drei Dilutionen sind am gebräuchlichsten.

Die D10 verschreibt man täglich oder jeden 2. Tag.
Die D15 und D20 alle 10 − 14 Tage.
Die D30 und D60 1mal monatlich oder alle 2 − 3 Monate.
Das gilt grundsätzlich.

In der Praxis geben wir, wie bereits gesagt, bei *akuten Krankheiten* auch die *Hochpotenzen* häufiger, d. h. alle 3 Tage.

Schließlich ziehen wir oftmals eine Mischung von D15 und D10 vor; dabei haben wir zahlreiche Vorläufer wie Cahis, Castueil, Barishac, Fortier-Bernoville u. a. Die Wirkung einer solchen Mischung ist schneller, tiefer, beständiger und mit weniger Nebenwirkungen verbunden.

Zusammenfassung

Die Praxis lehrt jeden die genaue Verschreibung der Nosoden. Zweifellos sind die großen diathetischen Nosoden unerläßlich bei einer homöopathischen Behandlung, die korrekt begründet ist hinsichtlich des konstitutionellen Gesichtspunktes, des Terrains, der Ätiologie und der klinischen Symptomatologie, kurz: hinsichtlich einer sorgfältigen Individualisierung des Kranken und seiner Krankheit.

Anaphylaktische Lunge

Hierbei handelt es sich um die Meerschweinchenlunge eines während eines anaphylaktischen Schocks getöteten Tieres. Diese Nosode wurde zuerst von Dr. Georges Dano (Paris) angewandt.

Pathogenese
Allgemeine Symptomatologie
Schwächegefühl morgens.

Psyche und Nervensystem
Dauernder Tätigkeitsdrang.
Verringertes Schlafbedürfnis ohne entsprechende Ermüdungserscheinungen.

Atmungsorgane
Retrosternales Hitzegefühl, manchmal direkt brennend.
Gefühl nasaler Kongestion mit dem Verlangen, sich die Nase zu reiben.
Gefühl laryngealer Kongestion.

Kreislaufsystem
Mäßige arterielle Hypertonie.

Verdauungsapparat
Trockenheit des Schlundes mit Schluckbedürfnis.
Fehlen von Durst.
Muß sich zwingen, zur Toilette zu gehen.

Urogenitalapparat
Verspätete Menses mit dem Gefühl von Blutfülle und Schwere im Unterleib.
Leukorrhoe. Uteruskrämpfe.

Klinische Indikationen
Allergische Zustände.

Asthma. Anorexie bei Säuglingen.
Manische Psychosen.
Allergische Ekzeme.

Potenzen

D15 – D30

Anthracinum

Es handelt sich hier um das Sekret eines bösartigen Milzbrand-karbunkels. Die heutige Pharmakologie stellt *Anthracinum* aus einem Leberextrakt von milzbrandkranken Kaninchen her.

Pathogenese
Allgemeine Symptomatologie

Der Kranke ist ein Typ, der schnell in einen septikämischen Zustand mit Asthenie, Abmagerung und starkem Durst verfällt, was sich bis zu ausgeprägter Erschöpfung entwickeln kann. Hohes Fieber mit Angstzuständen und Delirium; fürchtet seinen nahen Tod.

Nervensystem

Adynamie, gesteigerte Empfindlichkeit. Delirium.

Haut

Die Haut ist meistens die für *Anthracinum* charakteristische Lokalisation:

Geschwürsbildung mit intensivem, unerträglichem Brennen. Zuerst besteht eine lokalisierte, verhärtete Entzündung des Unterhautbindegewebes. Dann bildet sich ein bläulich-violettes, fast schwärzliches Bläschen, begleitet von brennenden Schmerzen. Das Bläschen ulzeriert und sondert eine eitrige, stinkende, reizende Flüssigkeit ab. Die Geschwürsbildung kann zu intensiv stinkender Gangrän führen.

Mit diesem Zustand geht eine Adenopathie mit vergrößerten, schmerzhaften Lymphdrüsen einher.

Komplikationen

Hämorrhagien können auftreten mit dickem, schwarzem Blut, das sich schnell zersetzt.

Entwicklung

Die Affektion kann schnell den ernsten Charakter einer Toxämie annehmen.

Verdauungsapparat

Harte, holzige Anschwellung der Parotiden und der submaxillären Drüsen, mit Vorliebe rechts.

Starker Durst.

Diarrhoe mit flüssigen, stinkenden Stühlen.

Diagnostik
Positive Diagnostik

Anthracinum ist durch folgende Trias charakterisiert:

- Entzündung, bläschenartig, verhärtet.
- Schmerzen, brennend, intensiv.
- Sekretionen, reizend und stinkend.

Differentialdiagnostik

Man kann die Wirkung von *Anthracinum* vergleichen mit:

Argentum metallicum[4]: Schmerzhaftes Gefühl von Abschürfung, juckend, brennend; führt zu reichlicher Sekretion mit Blutung. Anzuwenden in der D10 mittels subkutanen Injektionen.

Arsenicum: Der Kranke ist aufgeregt, ängstlich; Verschlimmerung von Mitternacht bis 3 Uhr; brennende Schmerzen, Besserung durch Wärme.

Acidum carbolicum: Allgemeiner Gestank, Gefühl von heftigen Verbrennungen, die jedoch brüsk und kurz sind.

Lachesis: Große Empfindlichkeit bei Berührung; dunkelblaue, livide Infiltrationen, mit Neigung zu Geschwür- und Gangränbildung. Dunkles Blut, das schlecht oder zu schnell gerinnt.

Pyrogenium: Furchtbar stinkende Absonderungen; Dissoziation von Temperatur und Puls; Delirium, Agitation, Herzkollaps.

---

4 Julian, O.: Etudes Homoeopathiques – Cliniques et Thérapeutiques. S. 171. Paris Ed. Peyronnet.

Tarantula: Die Schmerzen zwingen den Patienten zum Herumgehen; Besserung durch Rauchen.

Ferner sind zu merken: *Carbo vegetabilis; Crot.; Echinacea; Euphorbium; Secale cornutum.*

Klinische Diagnostik

- Karbunkel: Absonderung von stinkendem Eiter (*Arsenicum album*).
- Septikämie: Mit Erschöpfung, Adynamie, fadenförmigem Puls, Hyperthermie, Kollaps, Delirium (*Pyrogenium*).
- Gangränöse Phlegmone: (*Arsenicum; Lachesis*).
- Panaritium: (*Pyrogenium; Tarantula*).
- Furunkel-Anthrax-Erysipel.
- Akne.
- Entzündung der Parotiden und der submaxillären Drüsen.
- Akute Gastroenteritis.

Potenzen

D10 − D15 − D20

Die Tiefpotenzen (D10) müssen täglich mehrmals gegeben werden.

Die höheren Potenzen (D15 − D20) alle 3 − 5 Tage.

Anmerkungen

Aufgrund klinischer Erfahrungen können wir *Anthracinum* als wertvolles Mittel empfehlen.

Das Mittel allein reicht jedoch zur Heilung der oben angeführten klinischen Krankheiten nicht aus.

Seine Wirkung ist am besten, wenn man es gleich anfangs verschreibt, und zwar in höheren Potenzen (D15 oder D20), jeden Abend eine Gabe, 3 Tage hintereinander. Der Effekt wird im Anfangsstadium der Krankheit am wirksamsten unterstützt durch *Belladonna* und *Hepar sulfuris*, in der Folge durch *Tarantula* und *Arsenicum*; diese Mittel werden alle in mittleren Potenzen verschrieben (D10).

Ich gebe auch häufig *Argentum metallicum* (D10) dazu.

Aviaire

Aviaire gewinnt man aus Kulturen von Tuberkelbazillen von Vögeln. Es wird in einer Glyzerinlösung nach derselben Technik wie das eigentliche Tuberkulin hergestellt und in konzentrierter, filtrierter Form von den Tierärzten angewandt.

Das Tuberkulin, das man aus dem Aviaire-Bacillus erhält, ist – bakteriologisch gesehen – weniger wirksam als das aus dem menschlichen oder bovinen Bacillus Koch gewonnene.

Dr. François Cartier führte im Jahre 1896 das *Aviaire* in die homöopathische Therapie ein. Jousset sen. stellte das erste Präparat her und versuchte es bei menschlicher Tuberkulose.

Source (Le Havre) und Edouard Vannier˙ (Rouen) haben Beobachtungen mit *Aviaire* veröffentlicht. Die „Materia medica" von Boericke und das „Dictionnaire" von Clarke erwähnen es ebenfalls.

Pathogenese

Genaugenommen weist es keine Arzneimittelprüfungen nach den Hahnemannschen Bestimmungen auf.

Nach Cartier kann *Aviaire* bei zwei klinischen Kategorien angewandt werden:

1. **Bei akuten broncho-pulmonären Erkrankungen**, z. B. bei Grippe mit Lungenkomplikationen, bei Masern mit kapillären und broncho-pulmonären Komplikationen und bei Broncho-Pneumonie von Kindern.

   Es handelt sich um eine akute Lungenerkrankung mit einseitiger Lokalisation an einer Lungenspitze.

   Cartier bezeichnet „*Aviaire* als wunderbares Mittel in der Kinderheilkunde".

   Bei Masern ist es indiziert, wenn der Ausschlag abzublassen beginnt und broncho-pulmonäre Komplikationen eintreten.

2. **Bei paratuberkulösen Zuständen**, bei asthenischen Tuberkulinikern mit verschleierten Lungenspitzen.

Diagnostik
Positive Diagnostik

- Asthenie – Abmagerung – Anorexie.
- Akuter lauter Reizhusten.
- Fehlende Abwehrreaktion des Organismus.
- Schmerzen in den Lungenspitzen.
- Hypertrophie der Drüsen.
- Schmerzen in den Handflächen, die ebenso wie die Ohren heiß sind.

Differentialdiagnostik

Arsenicum jodatum: Abmagerung, chronische Reizung der Atemschleimhäute, akute oder chronische Adenopathie, trockene oder feuchte Hautausschläge.

Ferrum phosphoricum: Kongestive Schübe; Fieber mit reichlichem Schweiß, spasmodischer Husten.

Sulfur jodatum: Morgens Schwäche, Hypertrophie der Mandeln und der Lymphknoten, chronische Hautausschläge, Reizzustand der Zirkulation, heftiger Husten mit erschwerter Atmung.

Klinische Diagnostik

- Grippezustände.
- Grippöse Bronchitis.
- Lungenkongestion.
- Grippöse Pneumonie.
- Broncho-Pneumonie der Kinder.
- Masern mit Lungenkomplikationen.
- Infantiles Asthma mit Fieberschüben.

Potenzen

D10 – D15 – D20

Cartier schreibt, er gebe *Aviaire* „fast immer in der 100. Potenz (K), und zwar in wiederholten Dosen und in einem Trank mit 5 oder 6 Tropfen täglich."

Anmerkungen

Obgleich für *Aviaire* leider noch keine genaue Pathogenese aufgestellt wurde, kann ich aufgrund meiner persönlichen klinischen Erfahrung doch bestätigen, daß diese Nosode bedeutsame
Wirkungen entwickelt.

Bei akuten Lungenerkrankungen, hauptsächlich von Kindern,
bei Kongestionen und akuten oder verschleppten Broncho-Pneu-
monien erscheint mir die Wirksamkeit von *Aviaire* unbestreitbar.

Zu Beginn einer Bronchitis, im Verlaufe von Masern mit
bronchitischen Begleiterscheinungen und bei beginnender
Pleuritis war ich immer glücklich, wenn ich *Aviaire* mit anderen
homöopathischen, dem Simillimum des Falles entsprechenden
Mitteln verschreiben konnte.

Bei Asthma der Kleinkinder, weniger der Adoleszenten,
erweist sich *Aviaire* als ein sehr nützliches und sicher wirkendes
Mittel.

Bacillinum

Die Herkunft dieses Mittels ist nicht eindeutig definiert, denn es wird aus einem Eitertropfen hergestellt, der von einem tuberkulösen Lungenabszeß oder von tuberkulösem Auswurf gewonnen wird. In beiden Fällen ist jedoch Bedingung, daß unter dem Mikroskop der Kochsche Bacillus nachweisbar ist.

Pathogenese
Allgemeine Symptomatologie

Veränderlichkeit der Symptome bei Kindern oder Erwachsenen, die kein „Sitzfleisch" haben.
Der Kranke hat tiefsitzende Kopfschmerzen, Ekzeme der Augenlider, er hustet und spuckt.

Psyche und Nervensystem

Der erwachsene Bacillinum-Kranke ist niedergeschlagen, traurig, reizbar.
Er fühlt sich nirgends wohl, möchte ständig den Aufenthaltsort, das Land und den Arzt wechseln. Er hat kein „Sitzfleisch". In seinem eigenen Zimmer fühlt er sich nicht behaglich, sondern wie ein Fremder.
Er leidet an **häufigen Erkältungen**, weiß aber nicht, wie und woher das kommt. Heftige, **tiefsitzende**, abstumpfende Kopfschmerzen, die sich durch vollständige Ruhe bessern und sich bei der geringsten Kopfbewegung verschlimmern.

Lokalisation

Häufig in der rechten supraorbitalen Gegend, nach rückwärts in die Hinterhauptgegend ausstrahlend.
Gefühl einer **Kopfumklammerung**, wie durch einen Eisenreif (*Cactus*).
Händezittern.
Gefühl von Frische, Feuchtigkeit, als ob die Kleider im Rücken feucht wären.

Das Bacillinum-Kind ist ein unruhiges, zerstreutes, mageres Kind. Es ist **furchtsam**, vor allem fürchtet es sich vor **schwarzen Hunden**. Häufig aufgeweckt, d. h. frühreif in physischer Hinsicht, mager, schwächlich. Es ißt gut, wird jedoch nicht dick. Beklagt sich über Kopfschmerzen, besonders nach Schularbeiten. Kopfschmerzen bei Studenten, verschlimmert durch die geringste geistige Anstrengung, begleitet von schlechter Sehkraft (Myopie).

Schlaf

Beim Erwachsenen: Schlaflosigkeit während der Kopfschmerzkrisen. Der Kranke ist tagsüber schläfrig, nachts aber unruhig. *Beim Kind:* Unruhiger Schlaf, mit Alpdrücken und nächtlichen Halluzinationen.

Augen und Ohren

Lidekzeme.
Ekzeme der Gehörgänge.
Impetigo hinter den Ohren.

Atmungsorgane

Nase

Kleine schmerzhafte Furunkel, hauptsächlich an den Nasenlöchern. Ausfluß von stinkendem, grünlichem Eiter. Ozaena.

Lungen

Bronchitis mit Husten, der den Kranken in Stößen schüttelt und ihn ermüdet. Kitzelnde Schmerzen im Schlund, die den Husten auslösen. Reichlicher, schleimiger oder schleimig-eitriger Auswurf. Hustet nachts mehr, aber häufig schläft der Kranke weiter, ohne durch den Husten aufgeweckt zu werden. Hustet im Schlaf.

Verdauungsapparat

Mund

Zahnschmerzen. Zähne empfindlich gegen frische Luft. Die Zahnwurzeln sind schmerzhaft. Reichlicher Zahnstein. Bei Kindern stoßen die Zähne schlecht durch.

Magen

Aufgetriebensein des Magens mit zwickenden Schmerzen unter den Rippen, rechts.
Appetit vermindert oder stark vermehrt, worauf Abmagerung eintritt.

Abdomen

Aufgetriebensein, Meteorismus, verhärtete Leistendrüsen. Schwärzliche, wäßrige Stühle wechseln mit hartnäckiger Verstopfung ab. Manchmal intestinale Hämorrhagien. Die Diarrhoe tritt morgens auf, sie ist drängend und von Schweiß und Unwohlsein begleitet.

Urogenitalapparat

Blasser, reichlicher Urin mit weißlichem Sediment. Nykturie. Dysmenorrhoe, sehr schmerzhaft mit reichlichen, verlängerten Menstruationen.

Bewegungsorgane

Große Schwäche im Rücken.
Schmerzen im linken Knie, verschlimmert zu Anfang einer Bewegung, dann jedoch durch längerdauernde Bewegung, z. B. einen Marsch, gebessert.

Haut

Kopf-Impetigo; Pityriasis versicolor; schuppendes, ausgedehntes, pruriginöses Ekzem.
Kopfekzem nässend, hinter den Ohren und in den Hautfalten.

Im Gesicht finden wir hauptsächlich auf der linken Wange kleine Knötchen, vom Typ der juvenilen Akne, die jedoch sehr lange andauern (*Anthracinum*).

Haarschwund auf der Kopfhaut.

Fieber

Fieberanfälle mit Hitzewallungen und Schwitzen.

Modalitäten

Verschlimmerung durch Bewegung, durch kalte Luft nachts und gegen Morgen.

Besserung durch Lagewechsel, durch anhaltende Bewegung.

Diagnostik
Positive Diagnostik

Für *Bacillinum* ist charakteristisch:

Der Kranke kann nicht stillsitzen.

Tiefsitzende Kopfschmerzen, verschlimmert durch Bewegung.

Lidekzeme. Impetigo.

Chronischer Husten mit schleimig-eitrigem, reichlichem Auswurf.

Differentialdiagnostik

Bacillinum kann verglichen werden mit:

Belladonna: Die Symptome beginnen abrupt und hören abrupt auf. Der Belladonna-Kranke ist überempfindlich gegen Licht. Die Kopfschmerzen bessern sich durch straffe Bandagierung.

Chamomilla: Der Kranke hustet nachts im Schlaf, er ist lebhaft, verträgt Schmerzen schlecht, hat unerträgliche Schmerzen.

Graphites: Der Kranke ist indolent, apathisch, fettleibig, verstopft; der Ausschlag ist dick, honigartig.

Lac caninum: Es ist ein Wechselmittel, das jedoch besondere Modalitäten aufweist: Rheumatische Schmerzen, gekreuzt auftretend.

Natrium muriaticum: Der Kranke ist deprimiert, mit chronischen Kopfschmerzen, anämisch, er magert ab; Fissur an der Unterlippe in der Mittellinie. Großes Verlangen nach Salz.

Pulsatilla: Der Kranke ist weich, weinerlich; labiler Charakter. Hyposthenische Dyspepsie und Störungen durch venöse Stasen wechseln miteinander ab. Katarrhalische Reizung der Schleimhäute mit gelblichgrünem, dickem, nicht reizendem Auswurf.

Klinische Diagnostik

Bacillinum weist ganz verschiedenartige Indikationen auf, denn sein Wirkungsbereich erstreckt sich über das Nervensystem auf viele Organe.

Allgemeine Krankheiten

Zustand von Unterernährung. Magerkeit.
Wachstumsstörungen von Kindern bei tuberkulöser Heredität.
Tuberkulinische Zustände (Syndrom von Burnand-Jacquelin).
Rachitis. Skrofulose.
Addisonsche Krankheit.

Nervensystem

Idiotie – Hydrocephalus.
Psychische Unbeständigkeit.
Kopfschmerzen bei Schülern.
Schlaflosigkeit bei Kindern.

Augen und Ohren

Ekzeme der Lider und der Gehörgänge.

Atmungsorgane

Laryngitis tuberculosa.
Chronische Bronchitis.
Feuchtes Asthma.
Bronchiektasien.
Lungenabszesse.

Verdauungsapparat

Zahnkaries, hauptsächlich bei Kindern.
Intestinale Tuberkulose.

Urogenitalapparat

Adnexitis – Salpingitis – hauptsächlich tuberkulöser Ätiologie.
Inguinaldrüsenentzündungen.

Bewegungsorgane

Arthrosen der Knie.
„Rheumatismus" von Poncet-Leriche (tuberkulöser Art).

Haut

Alopezie.
Impetigo.
Pityriasis versicolor.

Potenzen

D15 – D20 – D30
Das Mittel muß 1 mal wöchentlich, alle 14 Tage oder 1 mal monatlich wiederholt werden.

Anmerkungen

Hier müssen wir noch das Bacillinum testium erwähnen (Herkunft: Hodentuberkulose). Gemäß den Indikationen von Burnett ist es bei der männlichen Genital-Tuberkulose, bei Inguinaldrüsenentzündungen und bei Mesenterial-Tuberkulose zu verordnen. Bacillinum wurde von Kent und von Clarke geschätzt. Cartier verschrieb es gern bei reichlichem Bronchialsekret.

Bei tuberkulinischen Zuständen gibt Dr. Renard (Paris) nach den Indikationen, die er von Frau Dr. Margaret Tyler (London) erhielt, eine Gabe Drosera D15 und 14 Tage später eine Gabe Bacillinum D20.

Voisin betrachtet Bacillinum als ein Mittel, das zwar schnell, jedoch unzuverlässig wirkt.

Wir selbst haben Bacillinum als günstig erprobt bei Kindern, die schlecht wachsen, bei tuberkulinischen Zuständen (Syndrom Burnand-Jacquelin) und bei Bronchiektasien von Kindern. Im letzteren Fall war die Wirkung von Bacillinum ausgesprochen gut.

B. C. G.

Es handelt sich um eine Suspension lebender Mikroben aus Kulturen eines künstlich abgeschwächten Stammes. A. Calmette und G. Guérin haben sie unter dem Namen B. C. G. beschrieben.

Pathogenese

Es gibt keine homöopathischen Arzneimittelprüfungen dieses Präparates. Man kann ein pathogenetisches Bild aufgrund der Folgeerscheinungen einer antituberkulösen Impfung aufstellen.

Diagnostik
Positive Diagnostik

- Isoliertes leichtes Fieber, selten und von kurzer Dauer.
- Anorexie, Gewichtsverlust, Verdauungsstörungen.
- Anhaltende Asthenie.
- Hypertrophie der Mediastinaldrüsen.
- Rezidiv einer frischen Pleuritis.
- Arthralgien; Hautausschläge.
- Eiternde Drüsenentzündungen.

Differentialdiagnostik

Aviaire: vgl. Seite 22

Baryta carbonica: Hypertrophie der Lymphdrüsen und Mandeln mit häufigen Entzündungen und Eiterungen. Die Kinder sind langsam im Begreifen.

Calcarea phosphorica: Wachstumsstörungen mit Magerkeit, Knochenbrüchigkeit und Rückgratsverkrümmung. Empfindlichkeit bei Wetterumschwung; Knochenschmerzen während des Wachstums. Die Kinder sind zerstreut und unaufmerksam.

Natrium muriaticum: Abmagerung; Anorexie; Depression; chronischer Schnupfen; Schwächeanfälle um 10 Uhr.

Silicea: Neigung zu Eiterungen. Magerkeit, Schwäche, Frösteligkeit, Demineralisation, fehlende Reaktionsfähigkeit des RES. Moralische Depressionen und Überempfindlichkeit.

Klinische Diagnostik

- Entzündung nach Schutzimpfung.
- Erythema nodosum.
- Asthenie mit chronischer Hypotonie.
- Tuberkulinischer Zustand.
- Hypertrophie der Mandeln.
- Tuberkulöser Rheumatismus nach Poncet und Leriche.

Potenzen

D10 − D15 − D20

Botulinum

Es handelt sich um das Toxin von Clostridium botulinum, hergestellt aus verdorbenem Schweinefleisch.

Pathogenese

Es gibt keine homöopathischen Arzneimittelprüfungen dieses Präparates. Die Anwendung geschieht nach den pathologischen Symptomen von vergifteten Personen.

Diagnostik
Positive Diagnostik

- Gesichtszüge ausdruckslos, Maskengesicht infolge des paretischen Zustandes der Gesichtsmuskeln.
- Brennender Durst. Schluckstörungen.
- Rückfluß von Getränken durch die Nase.
- Doppeltsehen (Diplopie), Ptosis.
- Magenschmerzen; Meteorismus.
- Harn- und Stuhlverhaltung.
- Lähmung der Atmung, des Sprechens, des Gehens.

Differentialdiagnostik

Benzinum nitricum: Verlangsamte Blutgerinnung. Asphyxie der Extremitäten. Sehstörungen: Mydriasis, Nystagmus, Rollen des Augapfels.

Causticum: Chronischer Zustand mit Abmagerung, Parese und Lähmung des oberen Augenlides, der Sehnerven, der Stimmbänder, der Blase, der Därme und der Hände.

Gelsemium: Physische und geistige Schwäche mit Zittern, Paresen und Lähmungen. Fehlender Durst. Heftiger Stuhldrang.

Lathyrus: Parese oder spastische Lähmung der unteren Gliedmaßen.

Klinische Diagnostik

- Heine-Medinsche Krankheit.
- Gesichtslähmung mit Ptosis nach Kälte.
- Diphtherische Lähmung.
- Chronische Urämie.

Potenzen

D15 – D20

Brucella melitensis

Es handelt sich um einen Extrakt (ohne Zusatz eines Antiseptikums) aus Kulturen verschiedener Stämme von Brucella melitensis.

Pathogenese

Es besteht keine homöopathische Arzneimittelprüfung.
Dr. Nussbaum (Perpignan) hat im Dezember 1935 in der Zeitschrift „Homéopathie Française" eine Arbeit über dieses Mittel publiziert.

Diagnostik
Positive Diagnostik

- Fieberhafter Zustand mit starkem Schwitzen bei Anstrengung und nachts.
- Muskel- und Gelenkschmerzen, hauptsächlich an den unteren Gliedmaßen.
- Anorexie, Abmagerung.
- Kopfschmerzen, Reizbarkeit, Nervosität.
- Emotionelle Labilität, Schlaflosigkeit.
- Ohnmachtsanfälle, Schwindel.
- Verstopfung; harte, trockene Stühle.
- Bläschenausschlag.

Besserung: Durch Wärme und besonders in der Sonne.
Verschlimmerung: Durch länger dauernde Anstrengung; im warmen Zimmer; durch Meereswind; durch Feuchtigkeit; durch Gewitter.

Differentialdiagnostik

Ferrum phosphoricum: Fieberhafte Zustände mit vollem, schnellem, weichem Puls; Durst und Schweiße, die nicht erleichtern.
Gelsemium: Allgemeine Schwäche mit Zittern, Kopfschmerzen mit Schweregefühl, Schwäche der Glieder, langsamer Puls.

Natrium muriaticum: Abmagerung mit Anämie; Kachexie; Depression. Kopfschmerzen, Verstopfung, Empfindlichkeit gegen Kälte. Verlangen nach Salz, Landkartenzunge.

Klinische Diagnostik

- Maltafieber, besonders im chronischen Stadium.
- Myalgien.
- Subakute Polyarthritis.
- Orchitis und Epididymitis.
- Neurasthenie.

Potenzen

D15 − D20

Ca-Nosoden

Wir wollen hier die verschiedenen Ca-Nosoden nur unter historischen Gesichtspunkten erwähnen. Sie werden heute praktisch nicht mehr angewandt und nach Ansicht verschiedener homöopathischer Autoren ist es auch nicht ratsam, sie anzuwenden[5].

Man hat homöopathische Potenzen aus Krebsgeweben hergestellt:

1. Epitheliominum-Extrakt aus einem Epitheliom.
2. Scirrhinum-Extrakt aus einem Scirrhus.
3. Carcincsin-Extrakt aus beliebigen Krebsarten.

Dr. Cahis (Barcelona) hat Cancero-Toxin und Pan-Cancro in differenzierten und gemischten Potenzen angewandt.

Dann lobte Dr. Nebel das Micrococcin in der 30., 200. und 1000. Potenz (K), das aus dem Doyenschen Mikrococcus gewonnen wird. Der Autor gibt an, er habe sehr günstige Resultate erzielt, sofern der Kranke vorher einer genau durchgeführten Drainagebehandlung unterzogen wurde.

Weiter stellte Dr. Nebel das Onkolysin her, und zwar aus einem Stamm der Onkomyxa neoformans. Mit diesem Präparat will der Autor interessante Resultate erzielt haben, ebenfalls nach Durchführung einer homöopathischen Drainage des Herzens, der Nieren und der Därme.

Dr. Jean Roy hat das Oscillococcin gelobt. Die Anwendung dieses Mittels war jedoch wirksamer bei Grippeerkrankungen und bei grippöser Otitis.

Dr. Rubens-Duval erwähnt eine ganze Reihe Extrakte aus Krebsgeschwülsten verschiedener histologischer Arten, die in sehr schwacher Dosierung (D22) und in Globuliform verabreicht werden.

Das sind kurz zusammengefaßt die historischen Unterlagen hinsichtlich der Ca-Nosoden.

Weitere Impulse ergaben sich aus den klinischen Untersuchungen von Dr. D. M. Foubister, Kinderarzt am „Royal London

---

5 Anmerkung des Verlages: Diese Aussage trifft für Frankreich zu, nicht jedoch für Deutschland.

Homoeopathic Hospital". Es handelt sich hier jedoch um die konstitutionell angewandte Nosode.

Carcinosin

Gegenwärtig befinden sich folgende Carcinosin-Arten im Handel[6], die aus dem Operations-Saal des „Royal London Homoeopathic Hospital" stammen:

1. Carcinosin-*Adeno-Stom.*
(Adenocarcinome des Magens)
Potenz: D3 – D500

2. Carcinosin-*Adeno-Vesica*
(papilläre Ademocarcinome der Blase)
Potenz: D3 – D15

3. Carcinosin-*Intestinal comp.*
(Eingeweidekrebse verschiedener Art)
Potenz: D3 – D15

4. Carcinosin-*Scir.-mam.*
(Brustkrebs)
Potenz: D3 – D100

5. Carcinosin-*Squam.-pulmonaire*
(Lungenkrebs)
Potenz: D3 -D15

6. Carcinosin (Brustkrebs)
(das vom Autor zuerst angewandte Präparat)
Potenz: D3 – D500 – D5000 – D25000 – D50000

---

6 Hersteller: A. Nelson u. Co., Ltd., 5 Endeavour Way, Wimbledon SW19, 9UH, Großbritannien.

Wegen der Mannigfaltigkeit der Herstellungsarten muß der Arzt vorsichtig sein, wenn er einem Kranken eine Nosode bei einer Organerkrankung verschreiben will. Zunächst sollte bei dem Kranken jeder Verdacht auf Krebs ausgeschaltet werden. Man kann einem Lungenkranken Carcinosin pulmonaire verschreiben, wenn man die Gewißheit hat, daß er nicht an einem manifesten Lungenkrebs leidet[7].

Pathogenese

Die Verschreibung dieser Nosode wird ausdrücklich untersagt, wenn es sich um den Träger einer Krebsgeschwulst oder um Verdacht auf Krebs handelt.

Nach Foubister ist dieses Mittel vor allem indiziert wegen seiner Wirksamkeit als Basismittel und seiner **therapeutischen Wirkung auf die Konstitution von Kindern oder Erwachsenen, deren Vorfahren an diabetischen, tuberkulösen oder krebsartigen Erkrankungen oder an perniziöser Anämie gelitten haben.**

Ferner bei Neigung zu akuten Erkrankungen, wie Lungenentzündung und Keuchhusten von Säuglingen, und bei Kindern, die an zahlreichen akuten Kinderkrankheiten leiden.

Bei leichter, vorübergehender Hyperthermie von Kindern nach der Anwendung von Carcinosin.

Wirkung von Carcinosin: Tief und lang anhaltend.

Allgemeine Symptomatologie

Kinder mit Milchkaffee-Teint, mit blauen Skleren, zahlreichen Naevi und Schlaflosigkeit.

Kinder mit der Neigung zu akuten Lungenerkrankungen (Lungenentzündung; Keuchhusten).

„Knie-Ellbogen-Lage" während des Schlafes bei Kindern über das 1. Lebensjahr hinaus (Medorrhinum; Calcium phosphoricum; Lycopodium; Sepia; Tuberculinum; Phosphorus).

---

7 Anmerkung des Verlages: Hiergegen spricht die Erfahrung vieler Homöopathen außerhalb Frankreichs, vor allem der indischen Kollegen, die Carcinosin auch bei diagnostiziertem Krebs konstitutionell verordnen.

Psyche und Nervensystem

Psyche

Erschwertes Denken, Gleichgültigkeit.

Schlimmer durch Unterhaltung.

Selbstmordneigung. Abneigung gegen Tröstungen.

Kind hat große Angst, ist gegen Vorwürfe empfindlich, hat jedoch Sympathie für andere.

Besondere Empfindlichkeit gegen Musik und Tanz.

Angstgefühl in der Magengrube mit Brechneigung.

Verstopfung. Reiselust.

Kind geistig zurückgeblieben mit mangelndem Interesse und erschwerter Auffassungsgabe.

Ängstlicher Charakter, Kleinigkeitskrämer (*Arsenicum; Anacordium; Nux vomica; Graphites*). Eigensinn (*Tuberculinum*), Freude beim Anblick eines Gewitters (*Sepia*).

Nervensystem

Schlaflosigkeit.

Kopfschmerzen vor einem Gewitter.

Schlaf in Knie-Brust-Lage bei Kleinkindern nach dem 1. Lebensjahr.

Atemwege

Asthma, gebessert am Meeresstrand.

Verdauungsapparat

Abneigung gegen Salz, Milch, Eier, fettes Fleisch, Früchte – abwechselnd mit dem Verlangen nach den gleichen Nahrungsmitteln.

Verdauungsstörungen beim Kind: Diarrhoe oder Verstopfung und Azetonämie.

Neigung zu Verstopfung.

Urogenitalapparat

Nephritis albuminurica.

Haut

Zahlreiche Naevi.

Modalitäten

Besserung: Bei Gewitter; am Abend; am Meeresstrand.
Verschlimmerung: Am Meer (häufiger jedoch ist hier eine Besserung zu verzeichnen).

Diagnostik
Klinische Diagnostik

- Schlaflosigkeit, hauptsächlich bei Kindern.
- Charakterstörungen.
- Diathesen: Diabetes; chronische Tuberkulose; Anämie.
- Naevi.
- Azetonämie.
- Chronische Hepatitis.

Differentialdiagnostik

Medorrhinum; Natrium muriaticum; Sepia; Tuberculinum; Alumina; Calcarea phosphorica; Dysent.-Co.; Luesinum; Lycopodium; Opium; Phosphor; Psorinum; Sulfur; Anacardium; Arsenicum; Graphites; Nux vomica.

Colibacillinum und Anti-colibacilläres Serum

I. Colibacillinum

Mikrobenlysat, hergestellt aus drei verschiedenen Stämmen von
Escherichia coli.

Das Lysat enthält die Endotoxine des Colibacillus; es ist
charakterisiert durch seine enterotropen Eigenschaften sowie
durch hämorrhagische Effekte beim Kaninchen. Es ist wie das
Antisomatogen von Boivin ein thermostabiles Glyko-Lipo-Poly-
peptid.

Diese Nosode wurde von Dr. Léon Vannier 1933 eingeführt.

Pathogenese
Allgemeine Symptomatologie

Müdigkeit; psychische und physische Depression, die sich pro-
gressiv verschlimmert und von Verdauungs- und Harnstörungen
begleitet ist. Progressives Nachlassen der organischen Widerstandsfähigkeit; verschlimmert durch feuchte Kälte und während
der Verdauung, gebessert durch Wärme.

Nach der französischen homöopathischen Schule wirkt *Colibacillinum* vor allem auf ein tuberkulinisches Terrain.

Psyche und Nervensystem

Lässigkeit; Leeregefühl im Kopf.

Jede geistige oder körperliche Anstrengung erschöpft den Kranken.

Gedächtnisverlust; der Kranke wendet häufig ein falsches Wort
an.

Vergessen kürzlich stattgefundener Ereignisse.

Furchtsamkeit. Unentschlossenheit. Unentschieden.

Kopfschmerzen: verschlimmert durch feuchte Kälte oder durch
Gemütsbewegungen.

Einseitige Schwellung bzw. Auftreibung des Oberlides.

Verdauungsapparat

Zunge schlaff, flach mit weiß-gelblichem Belag; in der Mitte verläuft eine rote, glatte, flache, warzenfreie Linie.

Verdauung langsam. Der Kranke klagt über gastrische Schwere und Auftreibung des Abdomens, ferner über ein empfindliches Kältegefühl mit Frösteln gleich nach den Mahlzeiten.

Verschlimmerung nach Milchtrinken.

Urogenitalapparat

Störungen beim Wasserlassen; der Urin hat einen schlechten Geruch.

Häufiges Wasserlassen in kleinen Portionen, schmerzhaft mit Brenngefühl am Schluß des Urinierens. Hat das Gefühl, er müßte sofort nach dem Wasserlassen erneut urinieren.

Schmerzhafte Empfindlichkeit in der Nierengegend.

Modalitäten

Verschlimmerung durch feuchte Kälte, durch Milch, nach den Mahlzeiten, am Meeresstrand.

Besserung durch Wärme.

Diagnostik
Positive Diagnostik

Charakteristisch ist folgende Trias:

- Gedächtnisstörungen (verwechselt die Worte) mit Asthenie, Beklemmung, Reizbarkeit.
- Langsame Verdauung. Einseitiges Anschwellen der oberen Augenlider.
- Häufiges Wasserlassen. Urin trüb, übelriechend, schmerzhaft mit Brenngefühl.

Differentialdiagnostik

Anacardium: Gedächtnisschwund, nervöse Depression, widersprüchliche Impulse.

Aviaire: Appetitlos, Hypertrophie der Lymphdrüsen. Verschattung der Lungenspitzen beim Atmen.

Fabiana imbricata: Zystitis, Schmerzen beim Wasserlassen, muß häufig und dringend urinieren.

Formica rufa: Düster, furchtsam, Gedächtnismangel am Abend, Kopfschmerzen mit Schwindel, Urin trüb, wandernde rheumatische Schmerzen.

Kalium phosphoricum: Reizbar, Erschöpfung nach Koitus, geistige Ermüdung, nächtliche Angstzustände, trockene Zunge, gelblichorangene Stühle.

Marmorek: Unruhig, empfindlich, bewegt, Appetitlosigkeit, glatte Zunge, Verstopfung ohne Stuhldrang, trockene Haut.

Natrium muriaticum: Fettige Haut; Fissur in der Medianlinie der Unterlippe; Kopfschmerzen, als ob der Kopf berste; Depression um 10 Uhr; lebhaftes Verlangen nach Salz.

Sepia: Traurigkeit, Apathie, Verlangen allein zu sein, erschwerte Verdauung, Zunge weiß belegt, Leeregefühl im Magen; Urin trübe, stinkend mit rotem Satz; Druck nach unten in der Vulvagegend.

Silicea: Mangel an Energie; Neigung zu Eiterungen; Hinterhauptkopfschmerzen; Gefühl eines Haares auf dem Vorderteil der Zunge; Verstopfung mit Stühlen, die beim Ausscheiden wieder ins Rektum zurücktreten.

Terebinthina: Urin trübe, von schlechtem Geruch.

Thuja: Schlechte Laune, fixe Ideen; Spannung des Abdomens; Varizen an den Nasenflügeln; nächtliches Wasserlassen, Schmerzen bei Beendigung des Wasserlassens und danach, dunkler Urin.

Tuberculinum: Reizbar, wandernde Schmerzen, stinkender Atem, Morgendiarrhoe; Schwierigkeiten beim Urinieren, langsamer Strahl; Urin trübe, Geruch nach gekochten Bohnen.

Klinische Diagnostik
Allgemeinkrankheiten

Colibacillose.
Tuberkulinische Zustände.
Syndrom von Burnand-Jacquelin.
Arthritis deformans.

Psyche und Nervensystem

Melancholie.

Geistige Verwirrung. Verfolgungswahn.

Schizophrene Zustände.

Katatonische Zustände.

Psychasthenie.

Ängstlichkeit.

Schlaflosigkeit.

Verdauungsapparat

Chronische Cholezystitis.

Entzündung der Gallenwege.

Chronische Gastroenteritis.

Spastische Kolitis.

Urogenitalapparat

Akute und chronische Colibacillose.

Zystitis. Prostatitis.

Nierensteine.

Salpingitis. Metritis.

Potenzen

D10 – D15 – D20 – D30

II. Anti-colibacilläres Serum

Diese Nosode wird aus dem gereinigten anti-colibacillären Serum von Ziegen hergestellt.

Sie wurde von Fortier-Bernoville im Jahre 1935 eingeführt.

Pathogenese

Die Pathogenese ist die gleiche wie bei *Colibacillinum*.

Diagnostik
Klinische Diagnostik

Die therapeutische Wirkung des *Anti-colibacillären Serums* scheint derjenigen von *Colibacillinum* überlegen zu sein.

Bei akuter Colibacillose ist es 2mal täglich in der D3 indiziert, und zwar in Ampullen für bukkale oder rektale Verwendung.

Bei chronischer Colibacillose mit Verdauungs-, Urin- und Allgemeinstörungen verschreibt man das Serum in der D3 − D15 − D20.

Als D20 ist es sehr wirksam bei geistigen Störungen, melancholischen und schizophrenen Zuständen.

Bei Zystitis, Salpingitis und Metritis gibt man die D10 und die D20, 1- bis 2mal täglich.

Potenzen

Das *Anti-colibacilläre Serum* ist erhältlich in flüssiger Form, in Trinkampullen der D3 − D10 − D15 − D20.

Anmerkungen

Die Anwendung von *Colibacillinum* und von *Anti-colibacillärem Serum* in der täglichen Praxis erscheint mir nützlich und wirksam. Aber auch hier wendet man nicht die Nosode allein an.

Bei akuten Syndromen kann man mit den mittleren Potenzen (D8 bzw. D10) oder mit der Tiefpotenz D3 des *Anti-colibacillären Serums*, zusammen mit anderen homöopathischen Heilmitteln nach dem Simile-Gesetz, sehr wertvolle klinische Resultate erzielen und Besserungen sowie schnelle Heilungen erleben; besonders bei Salpingitis, Zystitis, Nierensteinen und bei Cholangiitis. Bei chronischen Erkrankungen und besonders bei Psychopathien sind *Colibacillinum* D20 und *Anti-colibacilläres Serum* D20 sicherlich wertvolle Heilmittel.

Depressive Psychosen, Ängstlichkeit und fixe Ideen, Beklemmungen mit Schlaflosigkeit werden ebenfalls durch *Colibacillinum* D20 oder *Anti-colibacilläres Serum* D20 gut gebessert.

Es wäre jedoch begrüßenswert, pathogenetische Erfahrungen zu sammeln, um auf objektive Art die jetzigen klinischen Indikationen zu untermauern.

Aber wie dem auch sei: *Colibacillinum* und das *Anti-colibacilläre Serum* sind jedenfalls wirksame Nosoden für den homöopathischen Arzt. – Beide Präparate sind angezeigt bei tuberkulinischen Zuständen mit Asthenie, Unterernährung, Anorexie und multiplen Drüsenentzündungen von Kindern, Jugendlichen und jüngeren Erwachsenen.

Man sollte immer in der Vorgeschichte des Kranken nach einer colibacillären Episode oder einer verschleppten tuberkulösen „Erstinfektion" suchen. Dann ist *Colibacillinum* D20 stets indiziert, jedoch nicht ausschließlich.

Denys

Es handelt sich um eine Nährbouillon, um ein Filtrat von Tuber-kelbazillen, die dem Meerschweinchen zur Immunisation inji-ziert wurden. Denys (Louvain) stellte das Mittel erstmals im Jahre 1896 her.

Pathogenese

Sie resultiert aus der Beobachtung von Störungen, die durch übermäßigen Gebrauch der filtrierten Nährbouillon hervorge-rufen wurden.

Allgemeine Symptomatologie

Plötzliches Unwohlsein mit funktionellen und auch organischen Störungen bei scheinbar gesunden Personen.
Blühendes Aussehen mit rotem, kongestioniertem Gesicht.
Anfälle von Niedergeschlagenheit und plötzlicher irregulärer Schwäche.
Mangelnde Widerstandsfähigkeit gegen Ermüdung.

Psyche und Nervensystem

Depressionen mit Schwäche, plötzlich und zu unbestimmten Zei-ten auftretend.
Migräne, unregelmäßig, intermittierend, im Anfang heftig; Dauer veränderlich, 2 bis 3 Stunden lang; manchmal auch 14 Tage dauernd; verschwindet plötzlich, um ebenso unerwartet nach 14 Tagen oder 1 bis 2 Monaten in derselben Art und Weise wieder aufzutreten.
Migräne mit oder ohne Fieberstöße.

Atmungsorgane

Schnupfen, plötzlich auftretend, ohne offensichtlichen Grund, mit seröser Absonderung, die nicht reizt und plötzlich wieder verschwindet.
Heiserkeit, intermittierend mit dem gleichen Charakteristikum des plötzlichen Auftretens.

Thoraxschmerzen, besonders an Rippen und Brustwarzen, mit Vorliebe rechts.

Wiederholte **Bronchitiden**.

Asthma bei plethorischen Typen.

Kreislauf

Präkordiale Schmerzen, mit schmerzhaften Stichen nach einem Marsch oder einer Anstrengung.
Hypotonie mit Schwächegefühl und Unbehagen.

Verdauungsapparat

Anorexie von plötzlichem Charakter.
Magenstörungen mit plötzlichem Erbrechen und Unwohlsein.
Diarrhoe, hauptsächlich wäßrige oder weiche, häufige Stühle, 2 − 4 Tage andauernd und dann plötzlich aufhörend.
Plötzliche, irreguläre Blinddarmreizungen.

Haut

Nässende, bläschenartige Hautausschläge.

Fieber

Fieberattacken zu unbestimmten Zeiten.
Zerschlagenheit mit starker Müdigkeit.

Modalitäten

Verschlimmerung: Durch die geringste Anstrengung.
Besserung: Durch Ruhe.

Diagnostik
Positive Diagnostik

- Plötzliches Auftreten funktioneller oder organischer Störungen.
- Migräne mit Fieber.
- Schnupfen mit reichlichem wäßrigem Ausfluß.
- Magenstörungen.

- Wäßrige Diarrhoe.
- Fieberanfälle bei der geringsten Anstrengung.

Differentialdiagnostik

Nux vomica: Magenstörungen, Schwindel, Niesen beim Aufwachen.

Pulsatilla: Venöse Kongestion, Veränderlichkeit der Symptome, Diarrhoe, Schnupfen, Magenstörungen nach fetten Nahrungsmitteln.

Sulfur: Kongestive Zustände infolge Autointoxikation.

Schwäche um 11 Uhr. Rötung der Körperöffnungen.

Wäßrige Diarrhoe um 5 Uhr.

Sulfur jodatum: Abmagerung, geschwollene Lymphdrüsen, Husten und juckender, hartnäckiger Hautausschlag.

Klinische Diagnostik

Allgemeines

Floride tuberkulinische Zustände.

Fibröse Tuberkulose bei Plethorikern.

Psyche und Nervensystem

Migräne.

Depressionszustände.

Atmungsorgane

Asthma bei plethorischen Typen.

Chronische Bronchitis.

Schnupfen.

Kreislauf

Hypotonie.

Akrozyanose.

Verdauungsapparat

Gastritis.

Enterokolitis.

Bewegungsorgane

Chronischer, deformierender Rheumatismus.

Haut

Ekzeme.

Potenzen

D10 – D15 – D20

Anmerkungen

Hier muß wiederholt werden, daß das Mittel nur nach einer vor-
hergegangenen gründlichen Drainage verschrieben werden
sollte.

Diphthericum

Es handelt sich um ein antitoxisches Serum, das von Tieren stammt, die entweder mit dem Toxin oder mit dem diphtherischen Anatoxin immunisiert wurden.

Indikationen

Desensibilisierung bei Folgeerscheinungen nach Verabreichung des antidiphtherischen Serums (s. auch unter Diphtherinum II, Seite 55).

Potenzen

D10 – D20

Diphtherotoxinum und Diphtherinum

Anläßlich einer Diphtherie-Epidemie im Jahre 1874 kurierte Collet (Le Havre) seine Kranken mit Diphtherinum, indem er vom ersten Kranken einige Fetzchen der Pseudomembran abnahm und sie in 2 Suppenlöffel reines Wasser legte. Nach Umrühren und Schütteln erhielt er die erste Potenz und stellte nacheinander mehrere Potenzen her bis zur alkoholischen C500. Er imprägnierte damit Milchzuckerglobuli und verabreichte diese dem ersten Patienten, später auch den anderen. Innerhalb von 3 – 6 Tagen erzielte er Heilungen, vorausgesetzt, daß er die Globuli gleich zu Beginn der Erkrankung verabreichte.

Daraufhin stellte Cahis als erste Nosode das Diphtherotoxin her, indem er vom Löfflerschen Bacillus selbst ausging.

Gegenwärtig sind Diphtherotoxinum und Diphtherinum gebräuchlich.

I. Diphtherotoxinum

Diphtherotoxinum ist das aufgelöste Diphtherie-Gift, das man aus der Flüssigkeit der Diphtheriebazillen-Kultur gewinnt und das frisch mittels eines Porzellanfilters filtriert ist.

Pathogenese
Es besteht keine homöopathische Arzneimittelprüfung dieses Präparates.

Diagnostik
Positive Diagnostik

- Zunge rot, geschwollen.
- Atem stinkend.
- Epistaxis. Stinkende Absonderung.
- Schlucken nicht schmerzhaft.

- Rückfluß von Getränken aus der Nase oder durch Erbrechen.
- Anschwellung der Halsdrüsen.
- Bösartige Angina von Anfang an mit Pseudomembranen. Erschöpfungszustand. Dicke Pseudomembran von dunkler Farbe.

Differentialdiagnostik

Arsenicum album: Gesicht blaß, aufgetrieben, ängstlich, schlimmer zwischen 1 – 3 Uhr, Unruhe, trockene Lippen, putrider Speichel, brennende Schmerzen im Hals, gebessert durch warme Getränke.

Arum triphyllum: Abgeschlagen und unruhig, vergräbt den Kopf im Kopfkissen, kratzt auf den Bettlaken, an der Nase und an den Lippen. Rote, ausgetrocknete Zunge. Stinkende Pseudomembran. Schmerzen im Mund. Trinken erschwert.

Hepar sulfuris: Splittergefühl im Hals. Atem riecht nach altem, gegorenem Käse. Rauher, bellender Husten.

Kalium bichromicum: Angezeigt bei Angina und Nasendiphtherie.

Lachesis: Purpurrote, glänzende Lippen, roter Schlund, Schlucken äußerst erschwert und schmerzhaft, Gefühl von Strangulation mit Lufthunger.

Mercurius cyanatus: Erschöpfung, stinkender Atem, submaxilläre Drüsenschwellung, Pseudomembranen von grauer Farbe.

Klinische Diagnostik

- Diphtherische Angina.
- Diphtherische Lähmungen (*Gelsemium*)
- Lähmung der Stimmbänder (nicht-diphtherisch).
- Chronische Altersbronchitis.
- Myelitis und schlaffe Lähmungen.

Potenzen

Wird in der D15 und D20 verordnet.

II. Diphtherinum

Es handelt sich um das antidiphtherische flüssige Serum der Pharmakopoe. Dieses Serum muß 300 – 2000 antitoxische Einheiten per cm² enthalten. Eine antitoxische Einheit entspricht der Antitoxinmenge, die 100 tödliche Minimaldosen neutralisiert.

Potenzen

Wird in Globuliform von D10 und D20 verschrieben.

Anmerkungen

Ungefähr um 1930 führte Dr. Paul Chavanon seine Versuche über Diphtherie durch. Er veröffentlichte im Jahre 1932 sein Werk „Diphtherie", eine Abhandlung über Therapeutik und Immunisierung.

Der Autor beschreibt kritisch die allopathische Behandlung und weist auf die beträchtlichen Vorteile der homöopathischen Behandlung hin.

Betreffs Diphtherotoxinum beschreibt er seine Beobachtungen bei diphtherischer Lähmung, die mit Diphtherotoxinum C30 (K) oder C12 (K) geheilt wurde, sowie dessen günstige Wirkung bei Bazillenträgern.

Chavanon hat ferner die Möglichkeit einer vorbeugenden Immunisierung mit Diphtherotoxinum C4000 (K) studiert, wobei er sich auf den negativen Ausfall der Schickschen Reaktion stützt.

Wir haben die klinische Erfahrung gemacht, daß Diphtherotoxinum bei zahlreichen neurologischen Erkrankungen anwendbar ist, und zwar vor allem bei Patienten mit motorischen Ausfällen und schlaffen Lähmungen.

Wenn die Erkrankung neueren Datums ist, kann Diphtherotoxinum mit Gelsemium, Lathyrus, Cuprum arsenicum und Causticum wertvolle, manchmal sogar überraschende Resultate zeigen.

Es wäre interessant, eine pathogenetische Überprüfung dieser Nosode vorzunehmen.

Wir weisen darauf hin, daß Diphtherotoxinum sowohl bei akuten Fällen, z. B. bei Angina und Bronchitis, als auch bei chronischen

Fällen, wie z. B. bei chronischer Bronchitis, Lähmungen usw. nicht zu oft angewandt werden darf. Eine Dosis von D15 oder D20 alle 10-14 Tage ist praktisch ausreichend.

D.T.T.A.B.

Es handelt sich um eine kombinierte Vakzine aus antidiphtherischem-antitetanischem und antitypho-paratyphoidem (A und B) Serum. 1 cm^2 enthält 12 Antigen-Einheiten diphtherischer Anatoxine, 12 Antigen-Einheiten tetanischer Anatoxine, 1050 Millionen Typhus-Bazillen und je 700 Millionen Paratyphusbazillen der Gruppe A und B.

Pathogenese

Es besteht keine homöopathische Arzneimittelprüfung. Ein pathogenetisches Bild kann nur gewonnen werden aus den toxischen Erscheinungen nach der Impfung mit D.T.T.A.B.

Diagnostik
Positive Diagnostik

- Nephritis mit febriler Reaktion, Oligurie, Hämaturie, Lumbalschmerzen.
- Herpes facialis. Erythrodermie.
- Tetaniforme oder epileptiforme Konvulsionen.
- Geistige Störungen; geistige Verwirrung mit Amnesie.
- Paresen oder Paralysen mit Ausfallserscheinungen: Monoplegie oder Hemiparese oder Hemiplegie, vorwiegend rechts.
- Gelenkschmerzen.
- Purpura; Darmblutung.
- Ikterus. Akute Appendizitis.
- Manifestwerden einer latenten Erkrankung oder Verschlimmerung einer manifesten Erkrankung (infektiöse Meningitis, Granulome, Herpes zoster, Ausfallserscheinungen im Verlauf einer Neurolues).

Differentialdiagnostik

Acidum picrinicum: Fühlt sich erschöpft, muß sich hinlegen. Hinterhauptschmerzen strahlen zur Wirbelsäule hin aus und bis in die unteren Gliedmaßen. Besserung durch festes Einbinden des Kopfes. Parese der Beine.

Phosphorus: Erschöpfung mit Reizbarkeit; Schwindel morgens; Durst auf kaltes Wasser, das aber erbrochen wird, sobald es sich im Magen erwärmt; Neigung zu Hämorrhagien; Nekrose des Unterkiefers; paralytische Schwäche der Glieder.

Zincum: Nervöse Erschöpfung, Spasmen und Zittern der unteren Gliedmaßen, Unverträglichkeit von Wein, brennende Schmerzen längs der Tibia.

Klinische Diagnostik

- Folgen einer Impfung mit D.T.T.A.B.
- Nephritis haematurica.
- Erysipel. Herpes zoster.
- Tetanie. Epilepsie.
- Geistige Verwirrung.
- Allgemeine krankhafte Veränderungen. Psoro-sykotische Zustände.

Potenzen

D10 – D20

Eberthinum

Es handelt sich um ein Bakteriolysat, gewonnen ohne Zusatz eines Antiseptikums aus Kulturen einer Mischung mehrerer Eberthella-typhosa-Stämme. Dieses Lysat enthält die Endotoxine des Bacillus, ist also de facto Typhusgift.

Pathogenese

Es bestehen keine Arzneimittelprüfungen von Eberthinum.

Diagnostik
Positive Diagnostik

- Erschöpfung mit profusen Diarrhoen.
- Darmblutungen.
- Herzstörungen mit langsamem Puls.

Differentialdiagnostik

Arsenicum: Erschöpfung, Ängstlichkeit, Unruhe. Brennende Schmerzen, Durst nach kleinen Mengen kalten Wassers.
Baptisia: Erschöpfung mit stinkender Fäulnis aller Entleerungen. Gefühl von Zerschlagenheit und schmerzhafter Muskelermüdung.

Klinische Diagnostik

- Typhuserscheinungen.
- Typhoide Folgezustände.
- Infektiöse Wechselkrankheiten (Beispiel: Dr. Allendy zitiert den Fall einer Sekundär-Tuberkulose nach einem Typhus mit rascher Besserung durch Eberthinum.)
- Chronische Myokarditis.
- Hämorrhagische Enterokolitis.

Potenzen

D15 – D20

Enterococcinum

Es handelt sich um ein Bakteriolysat, gewonnen ohne antiseptische Zusätze aus Kulturen einer Mischung verschiedener Enterokokkenstämme.

Indikationen

- Psorische Zustände (Sulfur), vorwiegend intestinaler Art.
- Chronische Enterokolitis.
- Chronische Zystitis.
- Chronische Albuminurie.

Potenzen

D15 − D20

Framboesinum

Es handelt sich um ein Produkt, das ohne Zusatz eines Antiseptikums aus den Pianomen (Papeln der Erdbeerpocken oder Framboesia tropica) eines Nichtsyphilitikers gewonnen wird.

Pathogenese

Dr. de Baudre (Maison-Lafitte, Frankreich) hat diese Nosode hergestellt. Nach diesem Autor ist *Framboesinum* spezifisch für die Framboesia.

Im homöopathischen Gebrauch hat diese Nosode gewisse Berührungspunkte mit *Psorinum*: z. B. die Frösteligkeit, die häufig mit einer wirklichen Hypothermie verbunden ist, was auch an *Carbo vegetabilis* erinnert.

Potenzen

D10 – D15 – D20

Gonotoxinum

Es handelt sich um eine Mikrobensuspension in einer isotonischen Kochsalzlösung; die Gonokokken der Kulturen werden vorher durch Erhitzung abgetötet.

Indikationen

- Komplementärmittel für *Medorrhinum*.
- Sykotische Zustände.
- Nasenpolypen.
- Chronische Tonsillitis lacunaris.
- Ozaena.
- Adenoide Vegetationen.
- Chronische Laryngitis.

Potenzen

D15 – D20

Hydrophobinum

Es handelt sich um ein Arzneimittel, das aus dem Speichel eines tollwütigen Hundes gewonnen wird.

Pathogenese

Im Jahre 1833 hat Hering diese Nosode eingeführt und Arzneimittelprüfungen damit angestellt. Die Angelsachsen nennen das Mittel auch *Lyssin*; das Wort stammt vom griechischen „lussor", was Tollwut bedeutet. Die Pathogenese umfaßt in Herings Buch „Guiding-Symptoms" 60 Seiten und in Allens „Materia Medica of Nosodes" 34 Seiten.

Allgemeine Symptomatologie

Allgemeine Depression mit Ungeduld und Reizbarkeit. Schnelles Sprechen, häufiges Verlangen zu seufzen. Brüsker Stimmungswechsel, bald fröhlich und lächelnd, dann wieder schweigsam und melancholisch. Angst verrückt zu werden, Furcht vor der Tollwut. Im Verlaufe der Schwangerschaft seltsame Vorstellungen.

Psyche und Nervensystem

Psyche

Allgemeine Hyperästhesie, hervorgerufen oder verschlimmert durch den Anblick von Wasser oder durch den Gedanken daran. Furcht vor schlechten Nachrichten.
Furcht, tollwütig zu werden.
Erträgt keine Sonnenwärme.
Furcht vor Wasser. Kann kein Wasser aus der Leitung fließen hören.

Nervensystem

Chronische Kopfschmerzen, schlimmer durch helles Licht oder fließendes Wasser.
Konvulsionen treten ein beim Anblick oder Geräusch von Wasser, oder wenn der Patient nur daran denkt, oder wenn das Licht angezündet wird.

Atmungsorgane

Hals schmerzhaft; ständiges Verlangen zu schlucken, obwohl es schwierig ist. Zusammenschnürungsgefühl im Hals, im Verlauf einer Angina oder beim Trinken.

Spasmen der Atemwege.

Bellender Husten. Husten beim Schlucken von Wasser.

Verdauungsapparat

Übermäßige Salivation mit klebrigem, schaumigem Speichel, was den Patienten dazu zwingt, ständig auszuspucken.

Speiseröhrenspasmen beim Schlucken von Getränken.

Magenspasmen mit Nausea und Erbrechen.

Heftiger Stuhldrang beim Anblick oder Hören fließenden Wassers.

Reichliche wäßrige Stühle mit Leibschmerzen, schlimmer abends.

Verlangen nach Salz und Schokolade.

Abneigung gegen Wasser.

Urogenitalapparat

Urindrang, wenn der Patient Wasser fließen hört.

Urin spärlich, wolkig, enthält Zucker.

Überempfindlichkeit der Vagina, verhindert den Koitus.

Uterusempfindlichkeit mit Prolaps.

Sexuelle Erregung, hauptsächlich wenn der Patient Wasser fließen hört.

Hodenatrophie.

Bewegungsorgane

Krampfartige Schmerzen der Hüfte, zum Sakrum ausstrahlend.

Haut

Bläuliche Verfärbung bei Verletzungen.

Modalitäten

Verschlimmerung: Durch den Anblick oder das Hören von fließendem Wasser, durch glänzendes Licht, durch strahlenden Sonnenschein, durch Wagenfahren, beim Bücken.

Besserung: In frischer Luft.

Diagnostik
Positive Diagnostik

- Hydrophobie. Reizbarkeit. Überstürztes Sprechen.
- Organische Spasmen des Nervensystems, des Verdauungs- und Harntraktes.
- Sexuelle Erregung beim Mann; Anaphrodisie mit Uterus- vorfall bei der Frau.
- Alle Beschwerden werden hervorgerufen oder verschlim- mert durch fließendes Wasser oder glänzendes Licht.

Differentialdiagnostik

Belladonna: Überempfindlichkeit und Übererregbarkeit aller Sinne. Pupillen erweitert. Photophobie. Anblick von Wasser macht den Patienten rasend.

Cantharis: Starke Reizbarkeit, Hydrophobie, heftiges Brennen im Verdauungs- und Harntrakt. Priapismus mit übersteigertem sexu- ellem Verlangen.

Hyoscyamus: Nervöse spastische Störungen, Schwäche, Halluzina- tionen und Erotomanie.

Lachesis: Geschwätzigkeit, Angstgefühl bei Einschnürungen, ner- vöse Hyperästhesie.

Stramonium: Konvulsionen beim Geräusch oder Anblick von Wasser und durch glänzendes Licht; nächtliches Zusammenschrecken, spastische Konstriktionen von Schlund und Speiseröhre.

Klinische Diagnostik

Allgemeines

Sonnenstich.
Schwangerschaftskonvulsionen.
Hydrophobie.

Psyche und Nervensystem

Erotomanie. Akute Delirien.
Somnambulismus.
Chronische Kopfschmerzen.

Tetaniforme Konvulsionen.
Epilepsie.
Progressive Paralyse.
Delirium tremens.

Atemwege

Spasmodischer Husten.
Atmungslähmung (Asthma; pulmonäre Form der Heine-Medin-
schen Krankheit).

Verdauungsapparat

Zahnschmerz. Speichelfluß.
Spastische Dysphagie (auch bei Krebskranken).
Dysenterie. Inkontinenz des Darmes.

Urogenitalapparat

Satyriasis.
Vaginismus. Uterusvorfall.
Dysurie. Bettnässen.

Bewegungsorgane

Lumbago.
Coxarthrose.

Potenzen

D10 – D15 – D20

Hippozaenium (oder Mallein)

Bakteriolysat aus dem Nasenschleim von rotzkranken Pferden.
Diese Nosode wurde zuerst von Dr. J. Garth Wilkinson angewandt.

Pathogenese
Allgemeine Symptomatologie

Auszehrungszustände bei schweren Erkrankungen, z. B. bei Krebs,
Syphilis, Tuberkulose.
Schmerzhafte Anschwellung der Parotiden und der maxillären
Drüsen.

Hals, Nase, Ohren

Nase rot, geschwollen mit Kongestion und Geschwürsbildung
der Schleimhäute.
Sinusitis frontalis.
Nasensekretion scharf, ätzend, blutig, stinkend.
Knötchenbildung auf den Nasenflügeln.

Atmungsorgane

Heiserkeit.
Atmung kurz, unregelmäßig, laut.
Erstickungsanfälle beim Auswurf reichlicher Sekrete.
Keuchhusten.

Haut

Geschwollene Lymphdrüsen.
Knötchen in den Armmuskeln.

Diagnostik
Differentialdiagnostik

Aurum: Knochenkaries mit stinkender Eiterung.
Bacillinum: vgl. Seite 25
Kalium bichromicum: Klebrige, haftende, fadenziehende Sekretionen
mit Bildung von Pseudomembranen und Geschwüren.
Psorinum: vgl. Seite 137

Klinische Diagnostik

- Skrofulöse Zustände.
- Ozaena.
- Chronische Rhinitis.
- Bronchialasthma.

Potenzen

D10 – D15

Influenzinum

Dieses Mittel wird heute hergestellt aus Virusstämmen der Asiatischen Grippe (Singapour – A – 57) und der gewöhnlichen Grippe (A.P.R. 8) ohne Zusatz von *Alumen*.

Pathogenese

Nebel (Lausanne) hat diese Nosode in die Praxis der homöopathischen Ärzte eingeführt.

Er hat eine Reihe von Influenzinum-Nosoden gelobt und angewandt, die man jedoch heute nicht mehr alle in unseren Apotheken bekommt.[8] Unter historischen Aspekten gebe ich nachfolgende Aufstellung:

1. *Influenzinum commun.*

2. *Influenzinum* von A. Nebel, 1936, zusammengesetzt aus verschiedenen Sputumsubstanzen, zahlreichen Colibazillenstämmen und mehreren homöopathischen Mitteln.

3. *Influenzinum I.C.E.*, zusammengesetzt aus Influenzavirus, Colibazillen und Enzephalitiserregern.

4. *Influenzinum I.C.E.S.*, zusammengesetzt aus Influenzavirus, Colibazillen, Enzephalitiserregern und Staphylokokken.

5. *Vaccin E:* gegen Grippe zu injizieren.

6. *Encephalitis lethargica* 100 000 (K).

Ich hatte mehrere Jahre lang die Möglichkeit, das letztere Mittel bei verschiedenen neurologischen Erkrankungen anzuwenden und ich glaube, ermutigende Resultate erzielt zu haben. Ich bedaure die Abschaffung dieser Nosodenart sehr. In einem Fall von Morbus Aran-Duchenne (progressive Muskelatrophie) habe ich mit ihr einen guten Erfolg erzielt.

Diagnostik
Positive Diagnostik

- Grippöse Zustände mit mäßigem Fieber und hochgradiger Asthenie.

8 Anmerkung des Verlages: Dies trifft nicht für Deutschland zu, wo man die Nososde Influenzinum beziehen kann.

- Zerschlagenheit der Glieder, Schweiße, intensiver Durst.
- Frösteln, Kopfschmerzen, Muskelschmerzen.

Differentialdiagnostik

Eupatorium perfoliatum: Zerschlagenheitsgefühl, Frösteln, Kopfschmerzen, Schnupfen mit Niesen, trockener Reizhusten.

Gelsemium: Zittern mir Fieber, Niedergeschlagenheit, Erschöpfung und Frösteln. Akuter Schnupfen mit reizender, scharfer Sekretion.

Oscillococcinum: vgl. den entsprechenden Abschnitt, Seite 123.

Pyrogenium: vgl. den entsprechenden Abschnitt, Seite 147.

Solanum lycopersicum: Quetschungsgefühl des Kopfes, Schwere der Augäpfel, reichlicher wäßriger Schnupfen; heisere Stimme; rauher Husten mit Beklemmung, Muskelschmerzen.

Yersinsches Serum: vgl. den entsprechenden Abschnitt, Seite 188.

Zu erwähnen wären noch: *Aconitum*, *Arnica*, *Causticum*, *Phosphorus*, *Rhus toxicodendron*, *Veratrum vivide*.

Klinische Diagnostik

- Grippe.
- Masern.
- Meningitische Syndrome.
- Akute Bronchitis; Schnupfen; grippöse Otitis.
- Rhino-Pharyngitis. Sinusitis.
- Grippale Laryngitis.

Potenzen

D8 – D10 – D15 – D20

Anmerkungen

Ich habe keinen sehr günstigen Eindruck von den heute erhältlichen Influenza-Nosoden. Anders war es mit der jetzt verschwundenen Nosode *Encephalitis lethargica* (Nebel).

Das Mittel ist nützlich in Kombination mit anderen homöopathischen Medikamenten. Seine Wirksamkeit ist aber geringer als die von *Oscillococcin* und *Eupatorium perfoliatum*. Gegen Ende eines grippalen Zustandes verhalf es jedoch zusammen mit *Natrium muriaticum* D15 oder D20 zu einer schnelleren Genesung.

Chavanon (Paris) verschreibt ebenfalls bei Grippe eine Kombination von *Influenzinum* D10 mit *Yersinschem Serum* D10 und *Oscillococcinum* 200 (K).

Intestinale Nosoden von Paterson

In einer Mitteilung der „Britischen Homöopathischen Gesellschaft" aus dem Jahre 1936, die im April 1936 in der Zeitschrift dieser Gesellschaft veröffentlicht wurde, war zu lesen, daß John Paterson (Glasgow) seine erste Arbeit unter dem Titel „Das dynamisierte Arzneimittel und seine Wirkung auf die Darmflora" veröffentlicht habe.

Die von Paterson angewandten Nosoden sind Verdünnungen von Bakterienkulturen, die durch Überimpfung von Faeces auf die üblichen Kulturböden gewonnen wurden. Aufgrund klinischer Beobachtungen konnte der Verfasser folgende symptomatologische Aufstellung anfertigen.

I. Morganscher Bacillus (Bach)

Pathogenese
Allgemeine Symptomatologie
Das Leitsymptom ist die Kongestion.

Psyche und Nervensystem
Psyche
Unruhig, reizbar, macht sich Gedanken wegen seiner Gesundheit, flieht der Gesellschaft; weniger unruhig, wenn er allein ist. Geistige Depression mit Selbstmordneigung.

Nerven
Kopfschmerzen mit rotem Gesicht, schlimmer durch Gewitter, durch Wärme, Reisen, Widerwärtigkeiten.
Schwindel infolge hohen Blutdrucks.
Migräne zu Anfang der Menses.

Atmungsorgane
Kongestion der Nasen-, Bronchial- und Lungenschleimhäute.

Kreislauf

Venöse Kongestionen mit Hämorrhoiden und Krampfadern.
Unteres Drittel der Beine blau mit Frostbeulen an den Füßen und
Zehen.

Verdauungsapparat

Zunge schmutzig, bitterer Geschmack im Mund mit Erbrechen
von Schleim und Galle. Sodbrennen.
Brennen im Magen.
Verstopfung. Pruritus analis.

Urogenitalapparat

Kongestion der Ovarien mit schmerzhaften Menses, begleitet von
Migräne.
Hitzewallungen und Kongestion des Kopfes in der Menopause.

Bewegungsorgane

Arthrose des Knies und der Phalangen.

Haut

Juckender Bläschenausschlag, verschlimmert durch Wärme.
Ekzeme der Säuglinge beim Durchbruch der Zähne.

Diagnostik
Positive Diagnostik

- Kongestion der Organe und Schleimhäute.
- Ekzeme der Säuglinge.
- *Charakteristika*

Morgan pur.: Hautausschläge, Leberstörungen mit Migräne. Gal-
lensteine.
Morgan-Gärtner: dieselben wie oben, außerdem Cholezystitis.

Differentialdiagnostik

Morgan pur.: *Alumina; Baryta carbonica; Calcium carbonicum; Calcium sulfuricum; Carbo vegetabilis; Carbo sulfuricum; Digitalis; Ferrum carbonicum; Graphites;*

Kalium carbonicum; Magnesium carbonicum; Natrium carbonicum; Petroleum; Sepia; Sulfur.

Morgan-Gärtner: Chelidonium; Chen.; Helleborus; Hepar sulfuris; Lachesis; Lycopodium; Mercurius sulfuricus; Sanguinaria; Taraxacum.

Klinische Diagnostik

Psyche und Nervensystem

Depressive Psychose.
Menstruelle Migräne.
Kongestive Kopfschmerzen.

Atmungsorgane

Lungenkongestion, hauptsächlich bei Kindern.
Lobäre Bronchopneumonie.

Kreislauf

Hämorrhoiden. Krampfadern.
Erythrozyanose (junger Mädchen). Frostbeulen.

Verdauungsapparat

Chronische Cholezystitis. Cholelithiasis.
Verstopfung. Pruritus analis.

Urogenitalapparat

Dysmenorrhoe.
Kongestive Salpingo-Oophoritis.
Nephrolithiasis.

Bewegungsorgane

Gonarthrose.
Arthrosen der kleinen Gelenke.

Haut

Ekzeme. Akrozyanose.
Pruritus sine materia.

Potenz

D20

II. Bacillus Proteus (Bach)

Pathogenese
Allgemeine Symptomatologie

Nervöse Spannung mit Reizbarkeit des zentralen und peripheren Nervensystems.

Plötzliche, heftige Anfälle von schlechter Laune.

Psyche und Nervensystem

Psyche

Heftige Zornanfälle: schmeißt mit beliebigen Gegenständen, die er gerade zur Hand hat. Cholerisches heftiges Kind, stößt mit den Füßen.

Nerven

Muskelkrämpfe.

Epileptiforme Konvulsionen.

Ménièrescher Schwindel.

Kreislauf

Gefühl abgestorbener Finger.

Intermittierendes Hinken.

Verdauungsapparat

Magengeschwür.

Hämatemesis. Melaena.

Haut

Angioneurotische Ödeme.

Herpetiforme Ausschläge.

Diagnostik
Positive Diagnostik

- cholerischer, angriffslustiger Charakter.
- periphere arterielle Zirkulationsstörungen.

Differentialdiagnostik

Aurum; Apis; Baryta muriatica; Borax; Calcium muriaticum; Can.; Cuprum; Ferrum muriaticum; Ignatia; Kalium muriaticum; Magnesium muriaticum; Muriatis aciduum; Natrium muriaticum; Secale cornutum.

Klinische Diagnostik
Psyche und Nervensystem

Charakterstörungen bei Kindern.
Hysterie.
Manische Zustände.
Muskelkrämpfe.
Epileptiforme Konvulsionen.
Schwindel.

Kreislauf

Raynaudsches Syndrom.
Arteriitis obliterans.

Verdauungsapparat

Magengeschwüre.

Haut

Angioneurotische Ödeme.
Herpes.

Potenz

D20

III. Bacillus Nr. 7 (Bach-Paterson)

Pathogenese
Allgemeine Symptomatologie

Physische und geistige Ermüdung.
Vorzeitige Senilität.

Psyche und Nervensystem

Physische Schlappheit, geistige Apathie.

Kreislauf

Hypotonie. Langsamer Puls.
Hyposthenisches Herz.

Verdauungsapparat

Gastrische Flatulenz.

Urogenitalsystem

Oligurie.
Impotenz.

Diagnostik
Positive Diagnostik

Physische und geistige Erschöpfung.

Differentialdiagnostik

Arsenicum jodatum; Bromum; Calcium jodatum; Ferrum jodatum; Jod; Kalium
bichromicum; Kalium bromatum; Kalium carbonicum; Kalium jodatum; Kalium
nitricum; Mercurius jodatus; Natrium jodatum.

Klinische Diagnostik

- Asthenie. Tuberkulinischer Zustand.
- Dysthyreoidismus.
- Vorzeitige Senilität.
- Impotenz.

Potenz

D20

IV. Gärtnerscher Bacillus (Bach)

Pathogenese
Allgemeine Symptomatologie

Ernährungsstörungen.
Hypothrepsie. Krebsartige Zustände.

Psyche und Nervensystem

Sensorielle Hypersensibilität mit körperlichen Ausfallserscheinungen, hauptsächlich bei Kindern.

Verdauungsapparat

Mangelhafte Fettverdauung.
Verwurmung (Oxyuren).
Paralytischer Subileus.

Diagnostik
Positive Diagnostik

- Ernährungsstörungen.
- Hypothrepsie bei Kindern.
- Krebsartige Zustände bei alten Leuten.

Differentialdiagnostik

Calcium fluoricum; Calcium hypophosphorum; Calcium phosphoricum; Calcium silicata; Mercurius vivus; Natrium phosphoricum; Natrium silicofluoricum; Phosphorus; Phytolacca; Pulsatilla; Silicea; Zincum phosphoricum.

Klinische Diagnostik

- Zurückbleiben im Wachstum.
- Hypothrepsie.

- Zöliakie.
- Ileozäkaltumor.
- Atonische Obstipation.

Potenzen

D10 – D15 – D20

V. Dysenterie-Bacillus

Pathogenese
Allgemeine Symptomatologie

Nervöse Spannung.

Psyche und Nervensystem
Psyche

Beklemmung mit Furcht vor Ereignissen.
Furchtsamkeit, fühlt sich in der Menge behindert.
Unruhe, kann nicht stillsitzen.

Nerven

Stirnkopfschmerzen, die periodisch wiederkehren, alle 8 – 14 Tage.

Kreislauf

Präkordiale Beschwerden mit Herzklopfen.

Verdauungsapparat

Akute Magenschmerzen zwischen Mitternacht und 1 Uhr, Erleichterung durch Erbrechen von großen Schleimmengen.
Pylorospasmus bei Säuglingen.

Diagnostik
Positive Diagnostik

- Nervöse Spannung.
- Beklemmung und Unruhe.
- Magendarm- und Gefäßspasmen.

Differentialdiagnostik

Anacardium; Argentum nitricum; Arsenicum album; Cadmium metallicum; Kalmia; Veratrum album; Veratrum vivide.

Klinische Diagnostik

- Furchtsamkeit.
- Periodische Kopfschmerzen.
- Magengeschwür.
- Pylorospasmus.

Potenzen

D15 und D20

VI. Sycoccus (Paterson)

Pathogenese
Allgemeine Symptomatologie

Reizbarkeit.
Reizung der Schleimhäute und der Synovialmembranen.

Psyche und Nervensystem
Psyche

Reizbar, empfindlich, Furcht in der Dunkelheit oder allein zu bleiben.

Nerven

Spasmen der Gesichtsmuskeln.
Lidflattern.
Nächtliche Kopfschweiße.
Sinusitis mit Kopfschmerzen.

Atmungsorgane

Nasen- und Rachenkatarrh.
Hustenreiz gegen 2 Uhr.
Große Mandeln.

Kreislauf

Anämie. Blässe.

Verdauungsapparat

Nausea nach dem Genuß von Eiern.
Heftiger Stuhldrang beim Aufwachen.
Stühle weich, reizend, übelriechend.

Urogenitalapparat

Eierstockschmerzen links.
Reichliche Leukorrhoe.
Urin eiweißhaltig.
Zystitis – Urethritis.

Bewegungsorgane

Füße schmerzen beim Gehen, als ob man auf Kieselsteinen geht.
Unruhe der Füße bei Nacht und Metatarsalgie.
Schmerzen in den Sehnen, schlimmer bei Feuchtigkeit und nach
dem Ausruhen.

Haut

Haut gelblich, fettig.
Bläschenausschlag auf dem Körper und im Gesicht.
Warzen an der Haut-Schleimhaut-Grenze.

Diagnostik
Positive Diagnostik

- Reizung der Schleimhäute und der Synovialmembranen.
- Allgemeine Reizbarkeit.

Differentialdiagnostik

Antimonium tartaricum; Calcium metallicum; Ferrum metallicum; Natrium sulfuricum; Nitri acidum; Rhus toxicodendron; Thuja; Bacillinum.

Klinische Diagnostik
Allgemeines

Tuberkulinische Zustände. Anämie.

Psyche und Nervensystem

Kopfschmerzen bei Schülern.
Ticks.
Pavor nocturnus.

Atmungssystem

Adenoide Wucherungen und Hypertrophie der Mandeln.
Bronchitis. Asthma.

Verdauungsapparat

Leberinsuffizienz.
Azetonämie.
Gastroenteritis bei Kindern.

Urogenitalapparat

Albuminurie bei Kindern.
Zystitis – Urethritis.
Ovariitis -Zervizitis. Ovarialzysten.

Bewegungsorgane

Chronischer deformierender Rheumatismus.

Haut
Ekzeme. Windpocken. Warzen.

Potenzen
D10 – D15

VII. Bacillus mutabilis (Bach)

Hat als Ergänzungsmittel Pulsatilla.

VIII. Bacillus faecalis (Bach)

Hat als Ergänzungsmittel Sepia.

Luesinum

Luesinum oder Syphilinum wurde in die homöopathische Therapeutik ungefähr um 1880 durch Swan eingeführt.

Dann haben Wilde und besonders Hering im Jahre 1891 eine sehr lehrreiche Beschreibung der Pathogenese in den „Guiding-Symptoms" gegeben.

Luesinum wird durch Abschaben oder durch Entnahme mittels Pipette von seröser Flüssigkeit eines syphilitischen Hunterschen Schankers gewonnen, bevor derselbe irgendwie spezifisch behandelt ist. Das entnommene Tröpfchen wird verdünnt, durch Gefrieren und Entfrieren lysiert, steril filtriert und dann auf Unschädlichkeit und Sterilität kontrolliert. Die Prüfung mit dem Ultramikroskop zeigt das Treponema pallidum; die zytologische Kontrolle läßt Blutkörperchen, Leukozyten und Epithelzellen erkennen.

Es sei noch vermerkt, daß man auch Hepato-Luesinum angewandt hat (Leber eines Patienten mit hereditärer Syphilis) und Rachi-Luesinum (Liquor cerebrospinalis eines Syphilitikers). Das erstere Mittel wurde mit Vorliebe bei luetischen Hepatitiden angewandt, das zweite bei neurologischen Komplikationen syphilitischer Natur.

Pathogenese
Allgemeine Symptomatologie

Die Wirkung von Luesinum erstreckt sich in erster Linie auf das zerebrospinale System, sodann auf die Eingeweide, auf die Haut, die Schleimhäute und die Knochen.

Es handelt sich um Patienten mit psychischer Labilität, mit wechselnder Laune und mit Knochenschmerzen, die sich nachts verschlimmern. Es ist häufig ein Fluor- oder Phosphor-Fluor-Typ mit mehr oder minder schlaffen Gelenken und einer Neigung zur Abmagerung.

Der Erwachsene ist häufig ein magerer Typ mit Verlust der Haare, Gedächtnisverlust, besessen, traurig, schlimmer nachts. Das Kind hat ein ältliches Aussehen, mit Falten im Gesicht, kümmerlich, kläglich , apathisch, es versteht nichts von Mathematik. Man findet auch die klassischen Zeichen einer vererbten Syphilis (eingekerbte Zähne, Stirnhöcker, säbelscheidenförmige Schienbeine usw.).

Psyche und Nervensystem

Gedächtnisschwund hauptsächlich der Eigennamen (von Personen, Straßen, Buchtiteln, Autoren usw.) und Schwierigkeiten bei mathematischen Aufgaben.

Unruhe, Unbeständigkeit, Reizbarkeit und Besorgnisse, hauptsächlich nachts, wo sich alle Beschwerden verschlimmern.

Furcht verrückt zu werden, vor Lähmung, unheilbar zu sein, sich zu ruinieren durch dauernde Depressionen, die bis zur Verzweiflung reichen.

Besessenheit, muß sich ohne Unterlaß die Hände waschen.

Schmerzen, lanzinierende, **schlimmer nachts**, die sich allmählich verstärken oder vermindern.

Strichförmige Schmerzen, von einer Schläfe zur anderen gehend, andauernd, tiefsitzend. **Hinterhauptschmerzen** mit Schlaflosigkeit und Unruhe. Gefühl, als ob die Schädeldecke abgehoben würde.

Schlaflosigkeit von Mitternacht bis 6 Uhr.

Augenschmerzen, linear von einem Auge zum anderen gehend, schlimmer nachts.

Ptosis, die dem Kranken ein schläfriges Aussehen gibt. Gesichtslähmung, hauptsächlich rechts. Gesichtsneuralgien.

Augen

Heftige Augenschmerzen nachts.

Rötung und Anschwellung der Lider, die morgens verklebt sind.

Gefühl von Sand unter den Lidern. Chronische phlyktänuläre Entzündung, Hornhautrezidive.

Photophobie, Tränenfluß.

Ungleichheit der Pupillen; Strabismus.

Vertikale Diplopie. Ptosis.

Ohren

Otalgie, meistens rechts mit eitriger Otorrhoe.

Karies der Gehörknöchelchen.

Fortschreitende Taubheit ohne Remissionen.

Atmungsorgane

Nase

Brennen und Jucken in der Nase; dicke Krustenbildung.

Schnupfen, brennend mit gelblichem, grünlichem, reizendem Ausfluß.

Anosmie.

Karies der Nasenknochen; Perforation des Gaumens.

Pharynx

Entzündung und Hypertrophie der Mandeln.

Akute Kehlkopfschmerzen, die hauptsächlich nachts auftreten, treiben den Kranken aus dem Bett und zwingen ihn, im Zimmer auf und ab zu gehen.

Stimmlosigkeit, hauptsächlich bei Frauen, am Vorabend der Menstruation.

Geschwürsbildung an den Stimmbändern.

Große Empfindlichkeit der Luftröhre bei Berührung.

Geschwollene Halsdrüsen.

Bronchien – Lungen

Nächtliche Hustenanfälle, trocken, bellend, wecken den Kranken auf, schlimmer wenn er auf der rechten Seite liegt, schlimmer bei Gewitter, schlimmer von 1 – 4 Uhr.

Chronisches Asthma, hauptsächlich im Sommer, bei warmem und feuchtem Wetter.

Kreislauf

Lanzinierende Herzschmerzen, nachts, von der Basis zur Spitze.

Gefühl einer kochenden Flüssigkeit, die in den Arterien fließt.

Druckschmerzen in der Höhe des Brustbeins.

Verdauungsapparat
Mund

Deformierte, eingekerbte Zähne, Karies am Zahnfleischrand.
Gefühl, als ob ein Wurm in den Zähnen bohre. Atem stinkend.
Zunge dick-weißlich belegt mit Zahnabdrücken. Starker Speichelfluß, reichlicher nachts. Zunge mit brennenden, stechenden,
tiefen Rissen.

Magen

Heftiges Verlangen nach Alkohol, Abscheu gegen Fleisch.
Saures Aufstoßen, Brennen, Unwohlsein und Erbrechen.
Gefühl einer Wunde entlang der Speiseröhre.

Abdomen

Abdominale Flatulenz.
Anale und rektale Strikturen. Geschwürsbildung am Anus und
Analfissuren. Der Kranke verträgt keinen Einlauf.
Blutende Hämorrhoiden mit brennenden, stechenden Schmerzen.
Chronische hartnäckige Verstopfung bei einem abgemagerten Typ
mit erdfarbenem Teint und stinkendem Atem.
Morgendliche, drängende, schmerzlose Diarrhoekrisen gegen
5 Uhr, schlimmer am Meeresstrand, mit schlaffem Rektum.

Urogenitalapparat
Harnorgane

Langsames erschwertes Wasserlassen; muß drücken mit einem
Gefühl, als ob die Urethralmündung morgens verstopft wäre.
Pollakisurie und nächtliche Inkontinenz.

Genitalien männlich

Verhärtung der Samenstränge und der Hoden.
Adenitis inguinalis.

Genitalien weiblich

Induration des Uterus, hauptsächlich der Zervix.

Verhärtung und Schrumpfung der Vagina mit Schmerzempfindlichkeit bei Berührung.

Reichliche Leukorrhoe, an den Schenkeln hinunterfließend, dick, grünlich, reizend; nächtliche Verschlimmerung.

Dysmenorrhoe, verspätete, spärliche Menstruation.

Pruritus und Geschwürsbildung an der Vulva.

Bewegungsorgane

Steifheit und Schmerzen der Rückenmuskeln.

Vertebrale Schmerzen, schlimmer nachts und durch Bewegung, gebessert durch Wärme.

Gelenkschmerzen in den Schultern, hauptsächlich an der Insertion des M. deltoideus, schlimmer beim Heben der Arme, gebessert durch Gehen und gegen Ende der Nacht.

Hinterhauptschmerzen mit Schlaflosigkeit.

Knochenschmerzen der Schienbeine, hauptsächlich nachts.

Schmerzhafte Kontrakturen von Sehnen und Muskeln der Beine.

Hin und her ziehendes Reißen zwingt den Kranken nachts aus dem Bett; er muß umhergehen.

Steifheit der Gelenke.

Schmerzhafte Kälte in den Gliedern.

Haut und Behaarung

Haarausfall.

Kupferfarbige Ausschläge auf der Kopfhaut.

Bläschenartige, braun-rötliche Hautausschläge mit Kupferflecken.

Abszesse, die stinkenden Eiter entleeren.

Modalitäten

Verschlimmerung

Nachts: vom Schlafengehen bis Sonnenaufgang.

Während der Sommerzeit: durch Wärme, Feuchtigkeit und Gewitter. Am Meeresstrand.

Besserung

Tagsüber; im Gebirge; durch langsames Gehen.

Diagnostik
Positive Diagnostik

- Nächtliche Schmerzen, hauptsächlich in den Knochen, strichförmig, allmählich zu- bzw. abnehmend.
- Gedächtnisschwund, besonders für Eigennamen; Schwierigkeiten bei mathematischen Aufgaben.
- Besessenheit: wäscht sich häufig die Hände, fürchtet Irrsinn oder Paralyse.

Differentialdiagnostik

Aurum: Fürchtet sich vor Vernichtung, Neigung zu Selbstmord, Ungleichheit der Pupillen, nächtliche Verschlimmerung.
Beim sanguinischen Typ: Besserung durch Wärme, Verschlimmerung durch Kälte.

Plumbum metallicum: Blitzartige Schmerzen, schlimmer nachts; Schwierigkeit, Wörter zu finden, um sich richtig auszudrücken. Fortschreitende Parese und Paralyse der Glieder, hauptsächlich der Streckmuskeln.

Argentum nitricum: Fieberhafte Hast, Aerophagie, Phobien, Zittern, Geistesschwäche.

Astragalus[9]: Verwirrungszustand, Druckschmerzen in den Schläfen und Kiefern; paretische Schwäche der unteren Gliedmaßen; Atemnot und Brustschwäche.

Mercurius: Ängstliche Unruhe; paralytische Neigung mit Zittern, hauptsächlich der Hände; chronischer Schnupfen, Leber- und Verdauungsstörungen.

Mezereum: Nächtliche Periostschmerzen, schlimmer durch kalte und feuchte Witterung; krustenartige Ausschläge mit gelblichem Eiter.

---

9 Julian, O.: Zwei Pathogenesen: Kresol und Astragalus (Les Annales Homéopathiques Françaises 1, 6 [März 1959]).

Klinische Diagnostik

Allgemeines

Alle pathologischen Erscheinungen treten bei einem Fluor- oder Phosphor-Fluor-Typ mit nächtlichen Schmerzen auf, verschlimmert durch Wärme, Gewitter und am Meeresstrand.

Alkoholismus.

Syphilis mit unbeeinflußbaren Serumreaktionen[10].

Kinder, die in der Schule zurückbleiben und in der Mathematik Schwierigkeiten haben.

Kinder mit psychischer Labilität und Charakterstörungen, z. B. mit Bösartigkeit und flüchtigen Zornausbrüchen.

Patienten mit Suchtneigungen.

Besessenheit: von Krankheits- und Vernichtungsangst, von Angst vor der Nacht.

Nervensystem

Kopfschmerzen, Schlaflosigkeit.

Tabes.

Neuralgien.

Fazialislähmung.

Lähmungen.

Augen und Ohren

Bläschenartige Konjunktivitis; phlyktänuläre Keratitis; Iritis; vertikale Diplopie; Ptosis; Strabismus.

Chronische Otorrhoe; Karies der Gehörknöchelchen; Taubheit (?).

Atmungsorgane

Ozaena. Chronisches Asthma. Nächtlicher Husten. Laryngitis chronica. Aphonie.

---

10 Julian, O.: A propos de la syphilis à sérologie irréductible (Cahiers d'Homéopathie et de Therapeutique comparée 1955, 2 [April]).

Kreislauf

Kardialgien, hauptsächlich nachts.

Angina pectoris.

Gefäßsklerose und Hypertonie.

Verdauungsapparat

Speichelfluß; Zahnkaries; Hypertrophie der Mandeln.

Stenose des Rektums.

Hämorrhagische Rektokolitis.

Nicolas-Durant-Favresche Erkrankung (Lymphogranulomatis inguinalis).

Verengerung des Rektums. Analfissuren. Hämorrhoiden. Chronische Verstopfung.

Urogenitalapparat

Tertiäre Syphilis mit sklerosierten Gummata der Hoden.

Ektopie der Hoden.

Sexuelle Impotenz. Harninkontinenz.

Atrophische Vaginitis.

Fibrome. Ovarialzysten.

Dysmenorrhoe. Zervixentzündungen.

Sterilität.

Bewegungsorgane

Knochennekrosen und -geschwüre.

Karies der zervikalen und dorsalen Wirbel.

Gelenkrheumatismus mit vorherrschend nächtlichen Schmerzen.

Exostosen.

Osteochondrosis juvenilis dorsi (Scheuermannsche Krankheit).

Osteopsathyrosis (Lobsteinsche Krankheit).

Kienböcksche Krankheit.

Knochenzysten[11].

---

11 Julian, O.: Knochencyste am Knie. Homöopathische Heilung (Etudes Homéopathiques, cliniques et therap., Bd. 1, S. 157 – 171. Paris 1958. Edit. Peyronnet.)

Haut und Behaarung

Alopezie. Pelade.

Pemphigus. Herpes.

Keratodermie.

Lichen planus. Keloid. Syphilitische Onychitis. Onychorrhexis (Nagelbrüchigkeit infolge Längsfissuren).

Potenzen

D8 – D10 – D15 – D20

Anmerkungen

Unserer Ansicht nach ist die bio-therapeutische Nosode Luesinum ein schlagartig wirkendes Mittel, ein „königliches" Mittel.

In vielen schwierigen Fällen kann man mit Luesinum ein wunderbares klinisches Ergebnis erzielen, besonders bei Kindern. Häufig wurden Zurückbleiben in der Schule und Schwierigkeiten bei den Hausaufgaben durch Verabreichung von Luesinum D20, 1mal wöchentlich, günstig beeinflußt, manchmal in geradezu dramatischer Weise.

Auch bei Kindern, bei denen man nicht weiß, wie man sie anpacken soll, und bei denen weder Güte noch Strenge von Einfluß sind, leistet das Mittel gute Hilfe. Bei Schwierigkeiten in der Schule und – nicht zu vergessen! – bei Charakterschwierigkeiten ist Luesinum das Mittel der Wahl.

Bei Erwachsenen beweist Luesinum seine heilsame Wirkung bei Syphilis mit unbeeinflußbaren Serumreaktionen, bei den Gefäßsyndromen bei Menschen um die Fünfzig und bei Knochenerkrankungen (hauptsächlich der Adoleszenten!).

Ein wahrhaft „königliches Mittel".

Malandrinum

Es handelt sich um ein Produkt, das ohne Hinzufügung eines Antiseptikums aus den Exsudaten der Mauke-Krankheit des Pferdes gewonnen wird.

Pathogenese

In homöopathischer Dilution wurde das Mittel erstmals von Boskowitz (Brooklyn) angewandt. Später wurde es erprobt von Wesselhoeft, H. C. Allen, Steere, Holcombe und den Studenten des „Hering-Kollegs" in den Jahren 1900 und 1901, und zwar in der 30., der 35. und der 200. K-Potenz.

Diagnostik
Positive Diagnostik

- Haut trocken, schuppig, mit Pruritus.
- Schrunden an den Händen und Füßen, durch Waschen oder kalte Witterung.
- Intensiver Juckreiz und Risse an den Zehen.
- Krusten auf der Oberlippe, mit stechenden Schmerzen.
- Pustulöse Ausschläge der Kopfhaut mit Jucken, hauptsächlich abends.
- Knochenharte Auswüchse.
- Okzipitalkopfschmerzen mit blassem Aussehen.
- Stinkender Atem.
- Allgemeine pastöse Aufschwemmung.
- Lumbale Schmerzen. Urintrübungen mit Azeton und Harnsäure.
- Neigung zu chronischen Eiterungen; alte Wunden mit verzögerter Narbenbildung.

Differentialdiagnostik

Graphites: Carbo-nitrogener Typus, apathisch, fröstelig, venöse und lymphatische Stase, Fettleibigkeit; chronische Verstopfung ohne

Stuhldrang; trockene, runzlige, infiltrierte Haut; klebrige, dicke, gelbliche Bläschenausschläge. Keloide.

Petroleum: Psoro-tuberkulinischer Typ; fröstelig, fürchtet die Kälte; Haut trocken, rissig; nauseaartiger Schwindel; intestinale Gärung

Silicea: Sykotischer Typ, postvakzinale Störungen, Demineralisation, Kopfschmerzen, Schweiße, Neigung zu Eiterungen und verzögerter Narbenbildung, Frösteligkeit.

Thuja: Wirkung auf postgonorrhoische und postvakzinale Störungen mit Geschwulstbildungen. Hydrogenoider Typ. Fettes Gesicht mit Varizenbildung an den Nasenflügeln und bläulich-violetten Lippen; trophische Störungen der Haare; kalte, abgestorbene Hände; intestinale Gärung; fixe Ideen und Schlaflosigkeit zwischen 3 und 5 Uhr.

Klinische Diagnostik

- Vorbeugungsmittel gegen Pocken. In Epidemie-Zeiten zu verschreiben:
- Desensibilisierung bei Schäden nach Pockenimpfung.
- Bösartige Pusteln (Anthrax).
- Furunkel.
- Chronische, nässende Ekzeme, hauptsächlich nach Impfung. Impetigo.
- Als zusätzlich unterstützende Behandlung von Krebsrückständen.

Potenzen

D10 − D15 − D20

Malaria

Dr. G. W. Bowen hat diese vegetabilische Nosode in die homöopathische Materia medica eingeführt. Die Arzneimittelprüfung führte er mit der D1 durch.

Das Material besteht aus Torfmoor, das in einen mit Wasser gefüllten Glasbehälter gegeben wird. Man läßt es sich 1 bis 2 oder 3 Wochen lang zersetzen. Bowen stellt die erste Dezimale mit einer zersetzten Lösung aus der 2. Woche her, indem er 10 Tropfen davon in 90 Tropfen Alkohol gibt.

Boericke und Tafel haben eine 30. Potenz mit einer Lösung aus der 2. und 3. Woche hergestellt.

Pathogenese
Allgemeine Symptomatologie

Gefühl großer Ermüdung und allgemeiner Erschöpfung.

Schwäche wie nach einer langen Krankheit mit Appetitverlust.

Fühlt sich sehr schwach und entkräftet, hat kein Verlangen sich zu bewegen, ist willenlos.

Stuporöser Zustand, wie gelähmt mit einem Gefühl von Prickeln im ganzen Körper

Kopfschmerzen und gastrische Beschwerden im geschlossenen Zimmer.

Besserung bei offenem Fenster und in frischer Luft.

Ermüdung und Schmerzen im Becken-Kreuzbein-Bereich nach einem kurzen Spaziergang.

Großes Verlangen, sich auszustrecken und ausgestreckt liegen zu bleiben.

Psyche und Nervensystem
Psyche

Fühlt sich benommen, schläfrig.

Hypochondrie.

Fürchtet verrückt zu werden.

Stößt häufig Seufzer aus, ist unruhig, nervös.

Nervensystem

Schmerzen im Hinterhaupt, schlimmer nachts, schlimmer beim Liegen auf dem Rücken oder auf der linken Seite.

Schmerzen an der Stirn und auf den Wangen.

Schlaf nicht erfrischend, erwacht müde, nicht rüstig, schwindelig.

Beim Schlafengehen Gefühl von Schwindel und Schlingern, was das Einschlafen behindert.

Schläft beim Lesen ein, Schläfrigkeit tagsüber, häufiges Verlangen zu gähnen und sich zu strecken.

Nachts unruhig, kann nicht die richtige Lage zum Ausruhen finden, schlimmer gegen Morgen.

Schwindel beim Aufstehen; muß sich anstrengen, um gehen zu können.

Augen – Hals – Nasen – Ohren

Augen

Augen schwer, verschlafen.

Schwaches, getrübtes Sehvermögen, hat Schwierigkeiten beim Lesen.

Gefühl von Brennen in den Augen wie von glühenden Kohlen.

Schmerzen im inneren Winkel des rechten Auges.

Ohren

Ziehende Schmerzen in der rechten Ohrmuschel.

Nase

Zusammenschnürungsgefühl an der Nasenwurzel.

Gelbes, sanguinolentes Nasensekret an der Rachenhinterwand, hauptsächlich morgens.

Atemwege

Atmung schwach, langsam, oberflächlich.

Manchmal muß der Patient tief Luft holen.

Husten andauernd, abgehackt, explosiv, beim Reden oder bei Lageänderung im Bett.

Gefühl von brennenden Schmerzen in der Linken Brustseite, zum Schulterblatt ausstrahlend.

Gefühl von Brennen in der Brust ab 10 Uhr den ganzen Tag über.

Kreislauf

Gefühl von Herzklopfen, das die ganze Brust erschüttert und bis zum Hals geht, wenn der Patient das Gesicht in die linke Hand stützt.

Kreislaufstörungen: Gefühl von Kälte, das von den Beinen ausgeht und dann den ganzen Körper befällt.

Verdauungsapparat

Zahnschmerzen im Oberkiefer.

Geschmack von Pfeffer an der Zungenspitze.

Zunge weiß belegt mit brauner Mittellinie.

Trockenes Gefühl im Mund, der jedoch in Wirklichkeit feucht ist von klebrigem Speichel.

Lippen trocken, ausgedörrt.

Verlangen nach kalten Getränken, nach Limonade, sauren Sachen, Kartoffeln, Beefsteak.

Bitterer Geschmack, nauseaähnlich, Abscheu vor Nahrung, wagt nicht zu essen, vor lauter Furcht krank zu werden.

Häufiges Sodbrennen.

Nausea; bemüht sich, Schleim zu erbrechen.

Brennen und Kollern im Magen und im Bauch.

Schmerzen in der Umgebung des Nabels mit einem Gefühl von Wärme und von Schwere im Abdomen.

Vergeblicher Stuhldrang.

Verstopfung.

Diarrhoe, ohne Schmerzen, mit intestinaler Schwäche.

Morgendiarrhoe mit weichen, gelben, schmutzfarbenen Stühlen.

Häufige Stühle, 4- bis 5mal täglich schleimige, von Blutstreifen durchsetzte Entleerungen.

Blutende Hämorrhoiden, nicht schmerzend, jedoch hinderlich.

Leber: Gefühl von Bauchgrimmen, von Krämpfen, hauptsächlich nach dem Wasserlassen.

Dumpfe, schlagende Schmerzen in der Leber- und rechten Subscapular-Gegend, verschlimmert beim Niederlegen, gebessert durch starken Druck.

Schmerzen im rechten Hypochondrium, schlimmer im Sitzen, gebessert durch langsames Gehen.

Urogenitalapparat

Urin gefärbt, gleicht dunklem Tee, hat ammoniakalischen Geruch.

Urin spärlich, schwierig zu lassen mit häufigem falschem Drang.

Bewegungsorgane

Lahmer Hals, Schmerzen beim Bewegen des Kopfes.

Lumbale Schmerzen und Ermüdung, verschlimmert beim Liegen auf dem Rücken oder durch Gehen, gebessert durch Liegen auf dem Bauch.

Schmerzhaftes Gefühl im Rücken, als ob er bersten würde.

Die Schmerzen strahlen in die Hüften aus.

Gefühl von Kälte im linken Unterarm, greift auf die Hände und die Finger über.

Lähmungsgefühl in den Händen, die jedoch willkürlich bewegt werden können.

Hände tagsüber kalt, Hände und Füße nachts kalt.

Schmerzen und Ermüdung in Händen und Armen.

Schmerzen in der rechten oberen Iliakalgegend.

Kälte in den Füßen, greift auf die Knie über und steigt dann im Körper hoch.

Dumpfe Schmerzen der Rückenmuskeln, in der Lendengegend sowie der linken Hüft- und Schenkelmuskeln.

Gefühl von Ermüdung und Brechen der oberen Gliedmaßen, breitet sich zu den unteren Gliedmaßen hin aus und dann im ganzen Körper.

Schmerzen in den Knien, schlimmer beim Aufstehen und Bücken.

Dumpfe Schmerzen im linken N. ischiadicus und in der äußeren linken Hüftgegend.

Gefühl von Hitzewallungen, die vom Knie ausgehen und zum Hals ziehen, ohne Schwitzen, besser durch Niederlegen.

Haut

Haut gelb, trocken.
Augen und Gesicht gelb.
Juckreiz an der linken Wange, dann an den Gliedmaßen, gebessert durch leichtes Frottieren oder durch leichtes Kratzen.

Fieber

Gefühl, kalt zu sein oder fiebrig zu werden.
Kälte 1 Stunde lang, gefolgt von Fieber 6 Stunden lang.
Kälte mit Hitzewallungen, Verlangen nach frischer Luft.
Kälte, mittags beginnend, alle 2 Tage; Eiseskälte in Höhe der Hüften, dann im ganzen Körper, gefolgt von Fieber und profusem Schwitzen, schlimmer durch Trinken.
Erwacht wie erstarrt, wenn der Schweiß nachläßt.
Schmerzen in den Beinen und Armen, im ganzen Körper mit Kältegefühl, dann Schweißkrisen.
Hohes Fieber nachts und gegen Morgen mit schnellem Puls, Haut warm und trocken, ziehende Schmerzen in Muskeln und Knochen sowie deutliche Ermüdung der Arme.
Gesicht heiß, wie durch Blutandrang, der auf den Kopf und den Körper übergreift.
Delirium nachts, redet und singt und findet keine Ruhe.
Reichliche, profuse Schweiße bei der geringsten Anstrengung.
Mattigkeit morgens, schwere Augen, Schwindel und Unwohlsein.
Erwacht um Mitternacht, heiße Füße, brennende Handflächen, gefolgt von reichlichen Schweißen der unteren Körperhälfte, vor allem in den Beugefalten und im Rücken.
Lanzinierende Schmerzen im linken Hypochondrium, ins linke Bein ausstrahlend.

Modalitäten

Verschlimmerung: Durch Bewegung, bei geringsten Anstrengungen, in einem geschlossenen Zimmer.

Besserung: Durch Ruhe, durch frische Luft, durch starken Druck.

Diagnostik
Positive Diagnostik

- Gefühl von allgemeiner Erschöpfung. Blässe.
- Okzipitalkopfschmerzen mit Schwindel und Unwohlsein.
- Schlaf unruhig mit einem Schlingergefühl.
- Atmung schwach mit abgehacktem, explosivem Husten.
- Geschmack von Pfeffer auf der Zungenspitze, Verlangen nach kalten Getränken, sauren Speisen, Kartoffeln, Beefsteak.
- Morgendliche, blutige Diarrhoe
- Leber und Milz schmerzhaft.
- Schmerzen in den Gliedmaßen und im Rücken.
- Fieber, Kältegefühl, dann Hitze und reichliche Schweiße.

Differentialdiagnostik

Acidum aceticum: Intensiver Durst während des Fiebers, Blässe, Schwäche und Abmagerung, Dyspnoe, blutige Diarrhoe, Ödeme der Beine und Füße.

Arsenicum: Verlangen nach kleinen Mengen kalten Wassers; physische und psychische Unruhe von 1 − 3 Uhr; Erbrechen, wenn der Patient etwas Nahrung zu sich genommen hat; Diarrhoe mit bräunlichen, blutigen Stühlen.

China: Periodische Fieberanfälle, mit einem Stadium von Unruhe, Frösteln und großer Kälte, gefolgt von einem Wärmestadium und dem Verlangen sich aufzudecken, später profuse Schweiße. Unruhe. Leber- und Milzvergrößerung.

Chininum sulfuricum: Allgemeine Erschöpfung mit Schmerzen und Empfindlichkeit im zerviko-dorsalen Bereich. Periodische Fieberattacken. Periodische Neuralgien.

Eupatorium perfoliatum: Periodische Fieberattacken mit Gefühl von allgemeiner Steifigkeit und tiefsitzenden Knochenschmerzen.

Ipecacuanha: Periodizität der Störungen, Reizung der Schleimhäute, der Atemwege und des Magen-Darm-Kanals, Nausea, Hämorrhagien.

Natrium muriaticum: Frösteln zwischen 10 − 11 Uhr mit schlagenden Kopfschmerzen, Durst, Herpes der Lippen. Besserung durch Schwitzen. Neigung zu Periodizität.

Pulsatilla: Mund trocken, Fehlen von Durst, Schwindel beim Aufwachen, wandernde Schmerzen, Frösteln, Herzklopfen, wäßrige Diarrhoe.

Klinische Diagnostik

Allgemeines

Postinfektiöse Asthenie. Anämie, Malaria.
Addisonsche Krankheit. Infektiöser Rheumatismus.
Malta-Fieber.

Psyche und Nervensystem

Hypochondrie. Zerebrale Anämie. Schlaflosigkeit.
Neuritis. Ischias.

Atemwege

Husten. Bronchitis.
Prätuberkulöser Zustand und Tuberkulose im Anfangsstadium.

Verdauungsapparat

Enterokolitis.
Toxikose der Säuglinge.
Hepatocholitis. Cholezystitis.
Milzvergrößerung.

Potenzen

D10 − D15

Marmorek

Es handelt sich um ein antitoxisches antituberkulöses Serum, das von Marmorek hergestellt wurde.

Nebel war der erste, der das Serum in mittleren homöopathischen Potenzen empfohlen hat.

Léon Vannier hat im Jahre 1912 eine genaue Abhandlung darüber geschrieben.

Pathogenese

Nach den ersten Beobachtungen von Léon Vannier profitieren zwei Arten von Kranken von *Marmorek*. Das sind die Tuberkuliniker und die Tuberkulösen.

Nach Vannier haben wir die folgenden klinischen Aspekte bei den Tuberkulinikern:

- Fieber ohne genau zu bestimmende Ätiologie,
- Wiederholten Schnupfen,
- Zahnerkrankungen,
- Verstopfung,
- Herzneurosen.

All diese intoxinierten Typen haben guten Erfolg mit einer oder mehreren Gaben *Marmorek*.

Hinsichtlich der echten Tuberkulose ist die Verordnung dieser Nosode angezeigt bei Tuberkulösen mit mangelnder retikuloendothelialer Reaktion, bei fibrös-käsigen Formen, bei Knochentuberkulose, bei tuberkulöser Peritonitis und bei Nierentuberkulose.

Allgemeine Symptomatologie

Abmagerung.

Fiebrige Zustände.

Hartnäckige Verstopfung.

Es handelt sich um magere, blasse, nervöse, unruhige, lebhafte, hypersensible Patienten.

Psyche und Nervensystem

Reizbarkeit; Schlaflosigkeit.

Neuritiden oder wandernde Neuralgien der Zähne, der oberen Gliedmaßen, des Brustkorbs.

Schmerzen in den Lungenspitzen.

Wandernde Achselschmerzen.

Interkostale Schmerzen an unterschiedlichen Stellen.

Asthenie.

Atmungsorgane

Diffuse Thoraxschmerzen, auch bei Perkussion.

Schmerzen in den Lungenspitzen.

Achselschmerzen mit geschwollenen Axillardrüsen.

Kreislauf

Herzerethismus.

Arterielle Hypotonie.

Verdauungsapparat

Trockene Lippen von lebhafter roter Farbe im Mittelteil und mit trockenen Krusten an den Winkeln.

Trockener Mund. Trockene, rote, glatte, glänzende Zunge.

Appetit mangelt vollständig.

Spastische Obstipation ohne Stuhldrang; harte, trockene Stühle.

Bewegungsorgane

Muskelkrämpfe.

Arthralgien.

Eiternde Knochenentzündungen mit Fisteln.

Wandernde, heftige, plötzlich auftretende Gliederschmerzen, mit Muskelkrämpfen und subfebrilen Zuständen nach einem Marsch oder nach einer Anstrengung.

Haut

Miliaria (Schweißfriesel), mit kleinen roten Punkten, mehr oder weniger juckend.

Granitähnliches Aussehen der Haut.
Trockenheit der Haut.

Modalitäten

Verschlimmerung: Vor den Menses, durch geistige Überanstrengung, durch längeres Gehen oder eine länger dauernde Anstrengung.
Besserung: Durch Ruhe.

Diagnostik
Positive Diagnostik

- Lymphadenopathie.
- Anorexie mit Abmagerung und Hypotonie.
- Trockenheit der Haut und der Schleimhäute.

Differentialdiagnostik

Calcium phosphoricum: (Marmorek ergänzt *Calcium phosphoricum*): Wachstumsschmerzen. Kopfweh der Schüler. Verlangen nach geräuchertem oder gesalzenem Fleisch.
Diarrhoe nach kalten Getränken.
Natrium muriaticum: Abmagerung, Kopfschmerzen, Depressionen, Fissuren in der Medianlinie der Lippen.
Durst, Trockenheit des Mundes, Landkartenzunge, fettige Haut.
Sulfor jodatum: Adenopathien.
Abmagerung.
Hypertrophie der Mandeln.
Tracheitis mit ermüdendem Husten.
Juckender Hautausschlag.

Klinische Diagnostik
Allgemeines

Tuberkulinische Zustände mit Magerkeit und Anorexie.
Tuberkulöse Zustände im Anfangsstadium.
Gougerot-Sjögrensches Syndrom.

Nervensystem

Schlaflosigkeit hauptsächlich der Kinder im schulpflichtigen Alter, die lange brauchen um einzuschlafen.

Kopfschmerzen (neuralgischer Typ nach Arnold).

Zahnschmerzen infolge Demineralisation.

Brustschmerzen bei Pleuritis oder Bronchitis.

Atmungsorgane

Laryngitis. − Bronchitis.

Bronchopneumonie.

Lungenkongestion.

Pleuritis.

Verdauungsapparat

Nervöse Dyspepsie.

Tuberkulöse Peritonitis.

Spastische Obstipation.

Bewegungsorgane

Tuberkulöser Rheumatismus von Poncet-Leriche.

Arthralgien.

Knochentuberkulose mit Fisteln.

Haut

Impetigo.

Lupus erythematodes.

Erythrocyanosis cutis symmetrica (supramalleolär) der jungen Mädchen.

Akrozyanose.

Pityriasis rosea (Gibert).

Besnier-Boeck-Schaumannsche Krankheit

Acne rosacea.

Frostbeulen.

Potenzen

D10 − D15 − D20

Anmerkungen

Wie bei anderen Nosoden muß man auch hier wiederholen und unterstreichen, daß die Verschreibung des *Marmorek-Serums* zuvor eine Drainage des Kranken erfordert; dabei sind *Natrium muriaticum, Sulfur jodatum, Calcium phosphoricum, Pulsatilla, Crataegus, Solidago, Bryonia, Arum* usw. häufig die geeignetsten Mittel.

Marmorek ist eine wertvolle Nosode für die klinische Anwendung, da sie in ihrer Wirkung sehr zuverlässig ist. Es ist nur zu bedauern, daß eine Verschreibung in Frankreich im Augenblick unmöglich ist.

Medorrhinum

Medorrhinum wird aus dem eitrigen Urethralsekret einer akuten Gonorrhoe hergestellt. Das Sekret wird vor jeglicher Behandlung und von mehreren Personen abgenommen.

Die mikroskopische Untersuchung zeigt: Zahlreiche Neissersche Diplokokken, polynukleäre Leukozyten und Ephitelzellen.

Es handelt sich also um ein biologisches Komplexpräparat aus dem Erreger und den Reaktionsprodukten der Umgebung. Das Bakteriolysat wird auf Unschädlichkeit und Sterilität kontrolliert.

Die Pathogenese wurde von Swan aufgestellt, Hering erweiterte und veröffentlichte sie im Jahre 1891.

Pathogenese
Allgemeine Symptomatologie

Schwacher, reizbarer Patient mit Unruhe der Beine und Füße, der alles in Eile vollbringt, denn die Zeit scheint ihm zu langsam zu vergehen.

Er vergißt die jüngsten Ereignisse sowie Namen und Zahlen, kann nicht über sich sprechen ohne zu weinen, fürchtet sich vor Katastrophen, vor Luftzug und vor Kälte, fühlt sich an der Küste des Meeres besser, hauptsächlich bezüglich seiner Gelenksteifheit.

Verschlimmerung, wenn er an seinen Zustand denkt; tagsüber ist er griesgrämig, gegen Abend geht es ihm besser, nachts ist er ausgesprochen fröhlich, um dann morgens beim Erwachen wieder nervös zu werden.

Die Kinder sind anämisch, mit multiplen Adenopathien, sie haben einen großen Kopf, ein schwitzendes Gesicht und häufig Katarrhe.

Bei den Säuglingen sind das Gesäß und die Umgebung des Anus oft rot und nässend.

Die Medorrhinum-Säuglinge wollen immer, die Kinder häufig und die Erwachsenen manchmal auf dem Bauch schlafen, das Gesäß in die Luft gestreckt, den Kopf im Kopfkissen vergraben.

Psyche und Nervensystem

Hochgradige Nervosität, tiefe Erschöpfung, schlimmer morgens. Kopfschmerzen durch allgemeine Erschöpfung, durch übermäßige Anstrengung, durch Ortsveränderung.

Stirnkopfschmerzen mit Bandgefühl um den Schädel und Brechreiz, schlimmer beim Bücken.

Kopfschmerzen, schlimmer bei feuchtem Wetter, durch Licht und durch Husten.

Neuralgien erscheinen und verschwinden plötzlich.

Schlaflosigkeit nach Mitternacht und nach 4 Uhr.

Träumt davon, zu trinken, oberflächlicher Schlaf; er hört alles, was sich um ihn herum abspielt.

Bettnässen; reichlicher, gefärbter Urin.

Schwindel, schlimmer beim Bücken, gebessert in ausgestreckter Lage. Fürchtet sich zu fallen.

Ideenflucht beim Sprechen.

Halluzinationen: hört flüstern und sieht Gesichter, die ihn hinter den Möbeln anstarren (Kent).

Hat Vorahnungen, alles erscheint ihm unwirklich.

Plötzlicher Charakterumschwung: im Moment traurig, einen Augenblick später zufrieden und glücklich (Kent). Todesahnungen, Angst beim Erwachen, als habe sich etwas Furchtbares zugetragen; Furcht vor der Dunkelheit, Befürchtungen wegen seines Seelenheils.

Augen und Ohren

Sehstörungen mit schwarzen oder braunen Flecken im Gesichtsfeld.

Die Gegenstände erscheinen doppelt oder zu klein.

Der Kranke glaubt, er könne die Gegenstände, die sich vor ihm befinden, nicht mehr sehen.

Sandgefühl unter den Lidern. Die Lider sind morgens verklebt.

Prickelgefühl in den Augen. Die Lidränder sind rot und entzündet. Wimpernausfall. Säcke unter den Augen.

Ziehen in den Sehmuskeln und Gefühl, als ob die Augen nach vorn gezerrt würden.

Abnahme des Gehörs oder vollständige Taubheit.

Meint Stimmen zu hören.

Schmerzen entlang der Eustachischen Röhre, in die Ohren ausstrahlend.

Jucken im äußeren Gehörgang.

Stechende Schmerzen in den Ohren.

Atmungsorgane

Nase

Rhinitis mit verstopfter Nase und Anosmie.

Weiße oder gelbe Nasensekrete.

Blutige Sekrete und Nasenbluten.

Jucken und Zwicken in der Nasenspitze. Empfindlichkeit beim Luftholen.

Wäßriger Schnupfen mit Stirnschmerzen, schlimmer gegen 10 Uhr.

Bronchien–Lungen

Trockener, schmerzhafter Husten, schlimmer nachts, gebessert durch Liegen auf dem Bauch, schlimmer in einem warmen Zimmer.

Asthma mit erschwerter Ausatmung, Erleichterung in Knie-Brustlage.

Glottisspasmen; Trockenheit des Schlundes ruft beim Zubettgehen Husten hervor.

Asthma infantile, erleichtert durch Liegen auf dem Bauch und Herausstrecken der Zunge.

Auswurf erschwert, zäh, mit kleinen gräulichen Schleimbrocken.

Besserung des Asthmas am Meeresstrand.

Kreislauf

Neigung zu Kollaps mit Verlangen, gefächelt zu werden und sich aufzudecken trotz kalten Schweißes.

Atemnot, Herzklopfen.

Präkordiale, schneidende, stechende Schmerzen, verschlimmert durch Bewegung (Kent).

Brennen in der Herzgegend mit Ausstrahlung in den linken Arm.

Verdauungsapparat

Gelbliche, lockere, kariöse Zähne.

Zungengrund weißlich belegt mit Aphthen. Schlund bedeckt mit dickem Schleim, der aus der retro-nasalen Gegend kommt.

Mund trocken, brennend; schlechter Atem.

Heißhunger, sogar nach dem Essen.

Starker Durst.

Verlangen nach Stimulanzien, nach Tabak, Süßigkeiten, grünen Früchten, Eis, sauren Gerichten, Orangen, Bier, Salz.

Unwohlsein nach dem Essen und nach Trinken von Wasser.

Erbrechen von Schleim und Galle.

Krampfartige Schmerzen im Magen, keine Erleichterung durch Essen oder Trinken.

Schmerzen im Plexus solaris mit Beklemmung.

Zuckende Schmerzen im Magen, als ob der Magen zerrissen würde; verschlimmert durch Kniebeugen.

Lebhafte Leber- und Milzschmerzen.

Verstopfung: Hat nur Stuhlgang, wenn er sich stark zurückbeugt.

Klebende, lehmfarbene Stühle, Schmerzen bei der Entleerung.

Perianales Nässen mit Geruch nach Fischlake. Afterjucken.

Heftige, stechende Schmerzen im Afterschließmuskel.

Aftervorfall, hauptsächlich beim Kind.

Urogenitalapparat

Nächtliche Harninkontinenz: Urin ammoniakalisch, dunkelgelb gefärbt, von stinkendem Geruch; beim Stehen bildet sich eine dünne Fetthaut.

Albuminurie mit hyalinen Zylindern im Sediment. Fußödeme und lebhafte Schmerzen in den Fersen.

Entzündung der Blase, der Prostata und der Nieren. Häufiger Harndrang nachts. Blasenschwäche, schwacher Urinstrahl.

Nächtliche Samenergüsse, gefolgt von großer Schwäche und Impotenz bei jungen Leuten infolge gonorrhoischer Infektion, die zu lange mit Spülungen behandelt wurde.

Verschleppte Metritis mit rheumatischen Symptomen; allgemeine Schwäche; blasses, kränkliches Gesicht.

Hoden- und Samenstrangschmerzen, hauptsächlich links, mit Begleitschmerz der linken Ischiasnerven, verschlimmert durch den geringsten Luftzug.

Chronische Eierstockschmerzen.

Dysmenorrhoe mit Schmerzen in der Sakrokokzygealgegend und in den Schenkeln, Erleichterung durch Anziehen der Beine an den Leib.

Reichliche, grünliche Leukorrhoe, Geruch nach Lake, ruft hartnäckiges vulvovaginales Jucken hervor.

Starke Menses mit zersetztem, stinkendem Blut, mit häufigem Harndrang und mit schmerzhafter Empfindlichkeit der Brüste.

Die Brüste sind eiskalt, marmoriert, empfindlich gegen Berührung. Erhöhte Libido nach den Menses mit Hitzewallungen und Schweißen.

Bewegungsorgane

Akute oder chronische rheumatische Schmerzen.

Schmerzen gebessert am Meeresstrand, verschlimmert durch kalte Feuchtigkeit, durch Berührung und tagsüber (Luesinum: nachts).

Brennende Schmerzen entlang der Wirbelsäule, brennende Hitze in Händen und Füßen.

Schmerzhafte Empfindlichkeit der Ferse und der Fußsohle.

Hüftschmerzen links.

Schmerzen in der Lumbal- und Sakralgegend, von den Hüften zu den Schenkeln ziehend.

Akuter Rheumatismus ist schlimmer bei Bewegung, chronischer Rheumatismus bessert sich durch Bewegung.

Schmerzen der Schultern und der kleinen Gelenke.

Schmerzen neuralgischer Art kommen und gehen plötzlich, schlimmer bei kalter, feuchter Witterung oder vor einem Gewitter.

Deformation der Fingergelenke mit Steifheit.

Unruhe und brennende Schmerzen der Füße, gebessert durch frische Luft; kalter Schweiß auf der Fußsohle.

Haut

Sykotischer Typ, für den ein hydrogenoider Zustand charakteristisch ist mit Retention der Säfte im retikulo-endothelialen System, mit chronischem Katarrh, Gelenksteifheit, juckenden Ausscheidungen und Wucherungen auf Haut und Schleimhäuten.

Folgezustände nach Gonorrhoe, nach wiederholten Impfungen und neuerdings nach antibiotischer Behandlung.

Haut kalt, feucht; glänzt von kalten, reichlichen, stinkenden Schweißen.

Hautkälte an der Nase, an Füßen und Händen und an den Brüsten.

Gelbe Flecken auf den Händen.

Juckreiz, verschlimmert beim Darandenken.

Spitze, gestielte Warzen; Feigwarzen, Polypen.

Brüchige Nägel, deformiert durch Querfurchen.

Modalitäten

Verschlimmerung: Durch Darandenken; im Gebirge; durch Berührung; tagsüber; durch trockene Kälte.

Besserung: Am Meeresstrand; durch Liegen auf dem Bauch; durch feuchte Witterung; nachts; durch energisches Reiben.

Diagnostik
Positive Diagnostik

- Kann sich auf kürzlich erlebte Dinge nicht besinnen.
- Hastig mit Zucken in den Beinen und Brennen in den Fersen.
- Wolfshunger; Sucht auf alkoholische Stimulanzien.
- Juckende, nach Lake riechende Haut- oder Schleimhautekrete.
- Brennende Schmerzen der Gelenke und der Wirbelsäule.

- Verschlimmerung tagsüber, Besserung am Meeresstrand und durch Knie-Brustlage.

Differentialdiagnostik

Natrium sulfuricum: Hydrogenoider Zustand, Melancholie, posttraumatische geistige Störungen. Flatulenz, periodische Hautstörungen, Wucherungen von Warzen.

Psorinum: Chronische Autointoxikation, Psychasthenie, Demineralisation. Fröstelig, ängstlich, periodische Migränen. Nässende, aashaft stinkende Ausschläge.

Thuja: Fixe Ideen mit hydrogenoidem Zustand, Wucherungen auf der Haut oder den Schleimhäuten, chronische Katarrhe, Verdauungsstörungen, chronische lokalisierte Schweiße, Varikositäten an den Nasenflügeln.

Folgezustände nach Gonorrhoe, Impfungen und antibiotischer Behandlung.

Klinische Diagnostik

Allgemeines

Gonorrhoefolgen. Anämie, Arthritismus.

Diabetes.

Chronische Retikulo-Endotheliose.

Rachitis.

Krebsartige Zustände.

Psyche und Nervensystem

Charakterstörungen: der Kranke ist deprimiert, ungeduldig, eigensinnig.

Schmerzen am Solarplexus.

Neuralgien und Neuritiden. Ischias links.

Kopfschmerzen. Schlaflosigkeit. Migräne.

Konvulsionen bei Kindern.

Zurückgebliebene Kinder.

Vorzeitiges Altern mit Gedächtnisstörungen.

Schwindel.

Dämmerzustände mit Halluzinationen.

Augen und Ohren

Ophthalmie. Blepharitis. Diplopie. Otosklerose. Taubheit (?).

Atmungsorgane

Chronische Rhinitis. Nasenbluten.
Asthma. Nächtlicher trockener Husten.
Spastische Laryngitis.

Kreislauf

Kollaps. Pseudoangina pectoris. Herzleiden nach Rheuma.

Verdauungsapparat

Pharyngitis. Chronische Tonsillitis.
Hypertrophie der Mandeln.
Leberinsuffizienz.
Gastritis. Schwangerschaftserbrechen. Cholera infantum.
Toxikose. Wurmkrankheit mit Analjucken.
Konstipation mit lehmigen Stühlen.

Urogenitalapparat

Chronische Gonorrhoe, Nachtripper.
Impotenz. Prostatitis. Adenom der Prostata.
Salpingitis – Metritis – Zervizitis – Leukorrhoe.
Dysmenorrhoe. Ovarialzysten.
Vaginitis. Vaginismus. Vulvajucken.
Polypen des Uterushalses. Kondylome der Vulva.
Bettnässen. Masturbation.

Bewegungsorgane

Rheumatismus gonorrhoicus.
Chronischer Rheumatismus. Gicht.
Ischias links.
Fersenneuralgie.
Periarthritis humeroscapularis.

Haut und Behaarung

Onychoschisis. Nägelkauen.

Perianales Ekzem der Säuglinge.

Urtikaria. Warzen. Feigwarzen.

Gutartige gestielte Geschwülste.

Schweiße mit Fischgeruch.

Potenzen

D8 — D10 — D15 — D20

Anmerkungen

Medorrhinum ist eine gute Nosode bei hydrogenoiden, sykotischen Zuständen bzw. bei chronischer Endotheliose (nach der Terminologie von H. Bernard). Es ist ein wirksames und zuverlässiges Mittel, mit dem eine Besserung oder sichere Heilung erzielt werden kann, vorausgesetzt, daß die Auswahl korrekt vorgenommen wurde.

Beim Säugling ist das Mittel vor allem angebracht bei Gesäßekzemen; beim Kind für nächtliches Asthma und beim Vorliegen des folgenden charakteristischen Symptoms: Das Kind bzw. der Säugling befindet sich besonders wohl auf dem Bauch (Knie-Brustlage) oder liebt es, auf dem Bauch zu schlafen, das Gesäß nach oben gestreckt und aufgedeckt.

Für Frauen ist es ein wirksames Mittel bei infektiösen, chronischen, verschleppten Krankheiten. Es ist nicht angebracht bei postgonorrhoischer Sterilität, aber es hilft, die toxische Belastung aufzuheben.

Bei allen Impfschäden (mit Enzephalitissymptomen) ist seine Wirkung sicher, und zwar im Wechsel mit *Vaccinotoxinum* D20 oder D60 und mit *Thuja*.

Dasselbe gilt für Haut- und Lungenaffektionen sowie für Migränen nach Anwendung von Antibiotika.

Bei chronischer Urethritis, ganz gleich ob Gonokokken die Ursache waren oder nicht, ist das Mittel in Verbindung mit *Argentum metallicum* besonders wirksam.

Bei Krebserkrankungen hat das Mittel im Wechsel mit *Thuja*, *Natrium sulfuricum* und *Vaccinotoxinum* bemerkenswerte Erfolge.

Im Gegensatz zu *Psorinum*, das nicht so zuverlässig wirkt, ist *Medorrhinum* ein Biotherapeutikum, das in der täglichen Praxis eine große Rolle spielt.

Meningococcinum

Bakteriolysat aus Kulturen von einer Mischung mehrerer Meningokokken-Stämme.

Indikationen

Dauernde Schläfrigkeit.
Meningitis.
Narkolepsie.

Potenzen

D15 und D20

Monilia albicans

Bakteriolysat einer Kultur von Monilia albicans (aus dem „Institut Pasteur").

Diese Nosode wurde in die Homöopathie von Dr. Fallex (Paris) eingeführt.

Pathogenese
Verdauungsapparat

Zunge dick, trocken, gefurcht, im hinteren Abschnitt rot oder weiß.

Stomatitis aphthosa mit Bläschen und weißlichen Ablagerungen; Atem stinkend.

Blutende Gingivitis. Trockenheit von Mund und Zunge.

Lippen trocken, eingerissen, mit Krusten bedeckt. Rhagaden.

Verstopfung mit schmerzhafter Empfindlichkeit, besonders in der Zäkalgegend.

Urogenitalapparat

Vulvitis; lichenoide Vaginitis mit Pusteln, Juckreiz und Nässen. Kraurosis vulvae.

Bewegungsorgane

Gelenkschmerzen.

Haut

Ekzeme, vor allem lokalisiert in den Haut- und Schleimhautfalten, mit dem typischen Merkmal linearer Fissuren.

Fußekzeme im 4. Interdigitalraum. Nagel- und Nagelbettentzündungen (Graphites).

Ekzeme der Hände, zwischen den Fingern, am inneren und äußeren Rand.

Ekzeme der Kniekehle, der Analgegend, der Gesäßfalte, am Nabel unterhalb der Mammae, in den Achselhöhlen und am Ellbogen. Intertrigo inguinalis-perinealis.

Diagnostik
Positive Diagnostik

- Ekzeme mit linearen Fissuren der Haut- und Schleimhautfalten.
- Mund aphthös mit krustenbedeckten Lippen.
- Vulvo-Vaginitis.
- Dermatosen, meistens nach antibiotischer Therapie.

Differentialdiagnostik

Arum triphyllum: Reizung und Geschwürsbildung der Schleimhäute (Nase, Mund, Schlund, Larynx, Speiseröhre, Bronchien, Eingeweide) mit brennenden Schmerzen.

Graphites: Trockene Haut und Hautausschläge mit zähem Exsudat, klebrig mit Bildung von gelblichen Schuppenkrusten, lokalisiert in den Beugefalten, an der Kopfhaut, den Lippenecken, hinter den Ohren, interdigital, in der Analfalte. Flatulenz, Verstopfung, Frösteligkeit, Depression, Fettleibigkeit.

Medorrhinum: vgl. den entsprechenden Abschnitt, Seite 107

Thuja: Sykotische Zustände; herpetiforme oder pustulöse Hautausschläge an den mit Kleidern bedeckten Körperteilen; gelb-grünliche Leukorrhoe, verschlimmert durch feuchte Kälte; Bildung von Haut- oder Schleimhauttumoren.

Weiterhin kann man noch anführen: *Argentum nitricum; Dulcamara; Petroleum; Mercurius; Alumina.*

Klinische Diagnostik

- Impetigo. Flechte.
- Chronische Ekzeme.
- Intertrigo.
- Ekzeme der Vulva
- Kraurosis.
- Stomatitis. Gingivitis.
- Gastritis.

Potenz

D30

Morbillinum

Bakteriolysat, gewonnen ohne Zusatz eines Antiseptikums aus bucco-pharyngealem Exsudat bei unbehandelten Masern.

Indikationen

- Am Ende einer Masernerkrankung.
- Chronische Augen- und Nasenkatarrhe.

Potenzen

D8 – D10 – D15 – D20

Mucor mucedo

Bakteriolysat, gewonnen durch Isolierung und Überimpfung des Pilzes Mucor mucedo auf eine Sabouraud-Kultur bei einer Temperatur von 25°. Diese Nosode wurde von Dr. Pommier de Santi (Paris) im Jahre 1955 bekanntgemacht.

Diagnostik
Positive Diagnostik

- Allgemeines:
  Asthenie, Abmagerung, Anämie.
  Entkalkung mit Phosphaturie.
  Trockenheit der Hautanhangsgebilde (Haare und Nägel).
  Neurovegetative Dystonie mit Ängstlichkeit und Frösteligkeit.
- Periodizität mit Verschlimmerung im Frühling und in geringerem Grade im Herbst.
- Besserung durch verlängerten Seeaufenthalt trotz einer vorübergehenden anfänglichen Verschlimmerung.

Klinische Indikationen

- Psoro-sykotische Zustände.
- Chronische Sinusitis. Verschleppte Otitiden. Rhinitis.
- Tonsillitis. Drüsenentzündungen beim Zahndurchbruch.
- Hypertrophie der Mandeln und adenoide Wucherungen.
- Spasmodischer Schnupfen.
- Phlegmone der Mandeln.

Potenzen

D20 − D30 − D60

Mucotoxin

Das Mittel wurde von Cahis (Barcelona) hergestellt aus dem Micrococcus catarrhalis, dem Friedländerschen Pneumobacterium und dem Micrococcus tetragenus.

Indikationen

Akute und chronische Bronchitis mit verschleimten Katarrhen bei Kindern und alten Leuten.

Potenzen

D10 – D15

Oscillococcinum

Bakteriolysat aus Kulturen von Oscillococcus-Mikroben nach Dr. Joseph Roy.

In seinem Buch „Vers la connaissance et la guérison du Cancer" (Erkennung und Heilung von Krebs), erschienen 1925, beschreibt er die Mikroben, die er in Krebstumoren, aber auch in gonorrhoischem Eiter und in den Sekretionen von schweren Grippeerkrankungen findet. Nachdem das Mittel ungefähr 40 Ratten injiziert worden war, starben dieselben an „Grippe" innerhalb 24 – 48 Stunden. Die einen wiesen eine gastrointestinale Grippe auf, die anderen eine Bronchopneumonie. Erst durch die klinische Arbeit von Dr. Chavanon bekam diese Nosode einen praktischen Wert. Oscillococcinum D15 in Globuli-Form erwies sich als günstig bei den folgenden klinischen Indikationen.

Indikationen

- Grippale Otitis.
- Mastoiditis.
- Grippe.

Meine eigene klinische Erfahrung hat mir gleichfalls bestätigt, daß wir im Oscillococcinum zweifellos eine sicher wirksame, ausgezeichnete Nosode besitzen.

Jede beginnende Grippe, jedes Kind, das über Ohrenschmerzen, über beginnende Angina, über Schnupfen klagt, sollte sofort und vor allen anderen Mitteln eine Gabe Oscillococcinum D15 bekommen. Der Kranke, die Familie und der Arzt werden durch dieses Vorgehen gleichermaßen belohnt werden.

Oscillococcinum D15 und Eupatorium perfoliatum D15 sind zwei Hauptmittel bei jeder beginnenden Grippe.

Ourlianum

Es handelt sich um den Speichel eines Kranken mit Ziegenpeter (Mumps).

Indikationen

- Nach Beendigung von Ziegenpeter (Mumps).
- Orchitis.

Potenzen

D10 – D15

Paratyphoïdinum B

Es handelt sich um ein Bakteriolysat, das ohne Zusatz eines Anti-septikums gewonnen wird, und zwar aus Kulturen einer Mischung mehrerer Stämme von Paratyphusbakterien des Typus B.

Pathogenese

Keine homöopathischen Arzneimittelprüfungen.

Die klinische Anwendung hat jedoch die Aufstellung verschiedener Indikationen ermöglicht. Das Mittel ist von großer therapeutischer Wirksamkeit.

Diagnostik
Positive Diagnostik

- Fieber mit Temperaturen bis zu 40°.
- Exsikkose, Schweiße, Blässe.
- Stinkende Diarrhoe.
- Schwäche der Herztöne mit Arrhythmie.
- Angina lacunaris.
- Zustand von chronischem Marasmus nach einer früheren typhoiden oder paratyphoiden Erkrankung

Differentialdiagnostik

Camphora: Erschöpfung mit Kaltwerden der Extremitäten, nervöse spasmodische Störungen.

Verlangen zugedeckt zu werden, verträgt jedoch die Decken nicht. Gesicht blaß, kalte Schweiße und Gleichgültigkeit allem gegenüber.

Colibacillinum: vgl. den entsprechenden Abschnitt, Seite 42

Die Nosode *Colibacillinum* ist häufig im Wechsel mit *Paratyphoidinum B* und *Eberthinum* angebracht.

Natrium muriaticum: Starke Abmagerung mit Anämie; Depression. Chronische Kopfschmerzen, Medianfissur der Unterlippe, Verlangen nach Salz.

Veratrum album: Erschöpfungszustände mit Schweißen, Diarrhoe, Erbrechen und Gesichtsblässe.

Klinische Diagnostik

- Neurotoxikosen der Säuglinge
- Sommerliche Enteritis.
- Intoxikationen nach Essen von Muscheln.
- Verschleppte Anginen und grippale Pharyngitiden.
- Toxische Infektionen durch Salmonella typhi murium oder S. enteritidis.
- Chronische Magerkeit; Vorfahren des Kranken hatten eine Salmonella-Infektion.
- Chronische Cholezystitis mit intermittierenden Fieberstößen.
- Subakute, verschleppte Fieberzustände.
- Psychopathische Zustände bei Colibacillosis.
- Krebsartige Zustände.

Potenzen

D15 − D20 − D30

Anmerkungen

Es ist hier zu ergänzen, daß man in der Praxis trotz des Fehlens einer geordneten Pathogenese nach der Hahnemannschen Methode eine sichere, therapeutische Wirksamkeit von *Paratyphoïdinum* B feststellen kann, während die von *Eberthinum* weniger gewiß ist. Es ist das gleiche wie bei dem *Anti-colibacillären Serum,* dessen Wirksamkeit sicher und schnell ist, während die Wirksamkeit von *Colibacillinum* immer noch fraglich ist. Bei gewissen depressiven Psychosen und Abmagerungszuständen können wir mit Sicherheit auf *Paratyphoïdinum* B in Kombination mit *Natrium muriaticum* zählen sowie auf das *Anti-colibacilläre Serum* in hohen Potenzen (D15 − D30 − D60).

Bei Kindern mit adenoiden Vegetationen, bei wiederholter Otitis, bei rezidivierender Rhinopharyngitis sollte man sich daran erinnern, daß wir mit *Aviaire, Colibacillinum, Oscillococcin* und *Para-typhoidinum* B eine Reihe von Nosoden haben, die wir ohne Be-denken und mit Erfolgsaussichten anwenden können, immer in hohen Potenzen.

Natürlich wendet man hier, wie auch sonst immer, die No-sode in Übereinstimmung mit dem Krankheitsbild und zusam-men mit dem homöopathischen Simillimum an. Die Nosode spielt hier jedoch eine doppelte Rolle: eine ätiologische, wenn es sich um eine relativ frische Infektion handelt; sodann eine pathergische hinsichtlich des Terrains durch Modifikation des retikulo-endothelialen Systems und der kortikotropen Hormon-situation, sofern die Infektion in der Vergangenheit liegt und jetzt latent ist.

Die klinische Erfahrung ermöglicht dem Arzt, sich eine ge-wisse Routine bei der Verschreibung von Nosoden anzueignen, vor allem wenn die klinische Beobachtung des Kranken sehr gründlich durchgeführt wird, und so einen veralteten psorischen Zustand erfolgreich zu drainieren.

Penicillinum

Man verwendet das Natriumsalz des Benzylpenicillins oder Penicillin G ($C_{14}H_{12}O_4N_2S$ Na).

Es ist ein weißes kristallinisches Pulver, geruchlos, etwas bitter, leicht hygroskopisch, sehr gut löslich in Wasser, in verdünntem Alkohol und Glyzerin. Es schmilzt bei 294°. Die Dosierung erfolgt mittels Jodometrie oder Spektrophotometrie. Außerdem stellt man verschiedene biologische Versuche an:

- auf Giftigkeit an Mäusen,
- auf pyrogene Substanzen,
- auf Sterilität (mit besonderen Kulturböden, die Caseinpeptone und ein Autolysat aus Hefe, Cystin, Thioglykolsäure und Resazurin enthalten),
- auf antibiotische Aktivität bei Staphylococcus aureus,
- auf Wärmestabilität, d. h. Bestimmung der antibiotischen Aktivität nach einem Aufenthalt von 4 Tagen im Brutschrank bei 100°, wobei der Aktivitätsverlust ungefähr 10 % betragen dürfte.

Die Wirksamkeit des *Penicillins* wird in internationalen Einheiten ausgedrückt, jedoch dosiert man die Dilutionen nach Gewicht. Die erste Centesimal-Potenz gewinnt man, indem man eine Gewichtseinheit Penicillin G in einer genügenden Menge bidestillierten sterilen Wassers auflöst, um 100 Einheiten der Lösung zu erhalten. Die folgenden Dilutionen gewinnt man durch Potenzieren mit 70 %igem Alkohol. Die 1. Dilution ist nicht haltbar. Dr. Guermonprez, Lille, hat im Jahre 1954/55 eine Hahnemannsche Arzneimittelprüfung durchgeführt.

Pathogenese
Allgemeine Symptomatologie
Asthenie, Frösteligkeit, subfebriler Zustand.
Veränderlicher sykotischer Zustand mit Furunkeln, Dermatosen, Warzenbildung, schleimig-eitrigen Absonderungen.
Kontinuierliches Fieber, 38° abends, lange Zeit anhaltend.

Psyche und Nervensystem

Psyche

Asthenie mit geistiger Trübung; befindet sich nur in liegender Stellung wohl; jede Anstrengung fällt schwer.

Nerven

Blitzartige Schmerzen, verschlimmert durch Bewegung, begleitet von Stichen unter der Haut, verschlimmert gegen 4 Uhr und nach 18 Uhr.

Stirnkopfschmerzen rechts.

Neuralgien, supraorbital und hinter dem Augapfel rechts.

Schwere des Kopfs mit Unwohlsein, verschlimmert durch Bewegung und mit intensivem, allgemeinem Kältegefühl.

Schlaf schwer oder leicht und unruhig; erwacht um 2 Uhr mit Unbehagen. Schwindel mit Unwohlsein, verschlimmert durch Bewegung.

Augen – Hals – Nasen – Ohren

Augen

Langsam entstehende Gerstenkörner.

Konjunktivitis morgens mit zusammengeklebten Augenlidern.

Tränenfluß.

Aufgeschwollensein der Augenlider, hauptsächlich des unteren.

Hals, Nasen, Ohren

Sinusitis frontalis rechts.

Verschleppter Schnupfen mit gelbem, dickem Ausfluß.

Eitrige Otitis.

Furunkel oder Ekzem des Gehörgangs.

Ohrensausen.

Atmungsorgane

Subfebrile Angina, lange dauernd und rezidivierend.

Husten trocken, heiser, manchmal anfallsweise, der den Kranken dazu zwingt, sich zusammenzukrümmen; gebessert durch Ruhe.

Sternale und suprasternale Schmerzen.

Auswurf gelb oder weißlich-gelb, dick.
Asthmaartige Dyspnoe um 4 Uhr.

Kreislauf

Präkordiale Schmerzen, schlimmer beim Erwachen.
Herzklopfen, unregelmäßige Herzschläge, schneller Puls.
Extremitäten kalt mit Ameisenlaufen und Stechen.
Neigung zu Ekchymosen.

Verdauungsapparat

Gerötete Mundschleimhaut mit weißlichen Flecken und leichtem Zahnfleischbluten.
Zungengrund gelb-braun, kleine Wärzchen an den Rändern, deutlicher Zahnabdruck.
Zähne schmerzhaft, hauptsächlich die Schneidezähne und der obere rechte Eckzahn, mit Ausstrahlung zur rechten Oberkieferhöhle.
Krampfartige epigastrische und periumbilikale Schmerzen mit Tympanismus des Leibes.
Verstopfung, ohne Drang.

Urogenitalapparat

Beidseitige Nierenschmerzen, die zur Lumbosakralgegend hin ausstrahlen.
Urin spärlich, eiweißhaltig; Ödeme.
Menses verspätet und wenig reichlich.
Gelbe oder weißliche Leukorrhoe, nicht reizend.

Bewegungsorgane

Gelenkschmerzen mit Ödemen, Verschlimmerung durch Bewegung.
Muskelschmerzen mit Ermüdung durch kleinste Bewegung.
Lumbalschmerzen.

Haut

Heiße oder kalte Schweiße, fader Geruch.
Furunkel, hauptsächlich im Gesicht mit Ödemen.
Ekzeme, die eine klare Flüssigkeit ausscheiden.
Warzen.

Modalitäten

Verschlimmerung: Durch feuchte Kälte, durch Bewegung, um 4 Uhr.
Besserung: Durch Ruhe, durch warme, trockene Witterung.
Alle Symptome treten rechts häufiger auf.

Diagnostik
Positive Diagnostik

- Asthenie, Frösteligkeit, subfebriler Zustand.
- Blitzartige Schmerzen.
- Verschlimmerung durch feuchte Kälte und um 4 Uhr.
- Trockener Husten; asthmaartige Dyspnoe.
- Albuminurie mit Ödemen.
- Ekzeme und Furunkel.
- Zahnschmerzen mit aphthösem Mund, Gingivitis und brauner Zunge.
- Gelenk- und Muskelschmerzen.

Differentialdiagnostik

Medorrhinum: vgl. entsprechenden Abschnitt, Seite 107
Silicea: Frösteligkeit, reizbar, fixe Ideen (Nadeln); Verstopfung; Stühle, die bei der Entleerung wieder ins Rektum zurückschlüpfen.
Thuja: Folgezustände nach Gonorrhoe oder Impfungen; schlechte Laune, fixe Ideen, Aufwachen um 4 Uhr; Gefühl, als sei etwas Lebendiges im Bauch; klebrige Haut, Varizenbildung an den Nasenflügeln.

Klinische Diagnostik

- Chronische Retikulo-Endotheliose.
- Ekzeme – Furunkel – Urtikaria.
- Asthma.
- Nephritis albuminurica.
- Lipoidnephrose.
- Polyarthritis im Anfangsstadium.
- Warzen – Kondylome – gutartige Geschwülste.
- Hypomenorrhoe.

Potenzen

D15 – D20

Pertussinum

Es handelt sich um ein Bakteriolysat, das ohne Zusatz eines Antiseptikums hergestellt wird aus dem Auswurf von Patienten, die an Keuchhusten erkrankt und noch unbehandelt sind.

Pathogenese

Diese Nosode wurde im Jahre 1906 von J. H. Clarke eingeführt. Collet berichtete jedoch schon vorher in seinem Buch über die Isopathie (1898) über Heilungen von Keuchhusten mit der alkoholischen 6. Centesimal-Potenz von Keuchhustensekret.

Es besteht keine pathogenetische Arzneimittelprüfung.

Diagnostik
Positive Diagnostik

- Unruhe, Schreien, Weinen, Beklemmung.
- Atmung beschleunigt.
- Spasmodische Hustenattacken mit Auswurf von Schleim.
- Gesichtszyanose.
- Allgemeine Konvulsionen.

Differentialdiagnostik

Cuprum: Trockener, spasmodischer Husten mit Erstickungsgefühl und Gesichtszyanose, gebessert durch Trinken kalten Wassers. Muskelzucken und Neigung zu Ohnmachtsanfällen.

Drosera: Trockenheit des Schlundes; trockener, bellender Husten, schlimmer nach Mitternacht mit plötzlichen, häufigen Anfällen.

Hyoscyamus: Spasmodischer, trockener, zerreißender, unaufhörlicher Husten mit Kitzel im Hals. Verschlimmerung in kalter Luft und beim Schlafengehen, Besserung im Sitzen. Abwechselnd Erschöpfung und Erregung. Unruhiger Schlaf mit schreckhaften Träumen.

Ferner sind noch zu erwähnen: Antimonium tartaricum, Belladonna, Carbo vegetabilis, Coccus cacti, Corralium rubrum, Ipecacuanha, Kalium bichromicum, Kalium carbonicum, Mephitis, Pulsatilla, Sulfur.

Klinische Diagnostik

- Keuchhusten.
- Subglottische Laryngitis (Pseudokrupp). Spasmodische Laryngitis.
- Asthma.
- Hustenanfälle bei Tuberkulösen und Bronchitikern.
- Konvulsionen. Epilepsie. Enzephalopathie mit Schwachsinn.

Potenzen

D8 – D10 – D15 – D20

Anmerkungen

Pertussinum hat sich in der Praxis als wirksame Nosode erwiesen. Für **Keuchhusten** kann man folgendes Behandlungsschema angeben:

Um 21 Uhr gibt man eine Gabe Drosera D15 am 1. Abend, Pertussinum D15 am 2. Abend, Cuprum D15 am 3. Abend, Hyoscyamus D15 am 4. Abend und Pertussinum D20 am 5. Abend.

Tagsüber gibt man dem jeweiligen Symptomenbild entsprechend eine Drainagebehandlung, z. B. die folgende:

Stündlich im Wechsel je 8 Tropfen Ipecacuanha D8, Drosera D8, Corralium rubrum D3 und dann 8 Tropfen Cuprum aceticum D4.

Mit diesem Vorgehen kann man eine Heilung der Krankheit innerhalb 8 – 10 Tagen, zumindest innerhalb 14 Tagen erreichen. Ich kann das aufgrund meiner langjährigen Praxis nur bestätigen. Es können natürlich besondere klinische Fälle oder ein besonderer Genius epidemicus auftreten und dann muß man das passende Simillimum zu finden trachten. Jedoch wird sich das oben angegebene Behandlungsschema kaum verändern. Gegen Ende eines Keuchhustens denken wir an Aviaire. Wenn sich jedoch der Keuchhusten in den ersten 3 – 4 Tagen nicht bessern will, dann muß man Pertussinum D15 geben, 1 Dosis täglich.

Bei **Asthma** mit Hustenattacken leistet Pertussinum ebenfalls gute Dienste, und zwar kombiniert mit Cuprum und Astragalus.

Auch bei neurologischen Kinderkrankheiten kann *Pertussinum* helfen, z. B. bei Konvulsionen, Tetanie, Epilepsie, Schwachsinn, besonders wenn die Störungen im Gefolge eines Keuchhustens auftreten oder wenn sich diese Krankheit in der Anamnese findet.

Pollen

Es handelt sich um Dilutionen aus Ambrosia-Pollen.
Wurde von Fortier-Bernoville (Paris), besonders aber auch von Chavanon (Paris) in der C4000 (K) angewandt.

Indikationen

Sehr wirksame Nosode bei spasmodischem Schnupfen und Heuschnupfen.

Potenzen

D20 – D30 – D60

Psorinum

Psorinum wird hergestellt aus den Hautaffektionen der unbehandelten Krätze, und zwar aus dem sero-purulenten Inhalt der Krätzebläschen, welche durch die Milbenart Sarkoptes scabiei als Entzündungsreaktion hervorgerufen werden.

Diese serösen Tröpfchen zeigen bei mikroskopischer Untersuchung das Vorhandensein von zahlreichen veränderten polynukleären Leukozyten, von einigen Blutkörperchen sowie von beweglichen und unbeweglichen pathogenen Keimen vorwiegend grampositiver Art.

1833/34 stellte Hering das erste Präparat her und machte eine Arzneimittelprüfung mit der 30. Dilution, wobei ca. 430 Symptome notiert wurden. Hahnemann wurde von den Versuchen unterrichtet und Psorinum wurde als erstes biotherapeutisches Mittel in die Materia medica eingeführt.

Pathogenese
Allgemeine Symptomatologie

Man kann diese Nosode ohne weiteres als ein Sulfur-Mittel charakterisieren und mit Kent sagen: „Wenn jemand ein abstoßendes Äußeres hat und übel riecht, benötigt er Psorinum."

Der Psorinum-Typ verrät ausgeprägte psychosomatische Reaktionen, er ist abnorm empfindlich gegen Kälte, leidet unter deutlicher Behinderung seiner physiologischen Funktionen und hat eine übelriechende, abstoßende Hautausdünstung. Er ist hypotonisch, traurig, verzweifelt, mager oder abgezehrt, hat eine zerknitterte Haut, sieht immer schmutzig aus und scheut sich vor Wasser und Luftzug. Das ist der Mann, der seinen Hut nicht lüpfen mag. Er ist ständig erkältet, pessimistisch und verzweifelt. Dr. Lefort[12] hat in einem kleinen Gedicht von Maurice Donnay das Porträt unseres Psorinum-Kranken gefunden:

---

12 Lefort: Die Mentalität von Psorinum (Vortrag gehalten bei der „Fédération Nationale des Sociétés Homéopathiques de France" und der „Union Française" am 1.5.1955).

Il était laid et maigrelet
Ayant sucé le maigre lait
D'une nourrice pessimiste
Et c'était un nourrisson triste.

Quand il mourut d'un eczéma
Il exigea qu'on le crêmat
Et sur son urne un symboliste
Ecrivit ces mots «Il fut triste».

Er war häßlich und kümmerlich,
Denn er trank stets nur Magermilch
Von einer Amme, die pessimistisch war.
So blieb er ein trauriger Säugling immerdar.

Zum Schluß starb er an einem Ekzem.
Er wollte, daß man ihn verbrenne.
Ein Symbolist auf seine Urne schrieb
Die Worte: „Hier liegt ein trauriger Typ".

Alles reizt ihn, er wird mürrisch, springt beim leisesten Geräusch hoch, zieht die Einsamkeit vor und erschrickt vor der Zukunft, denn er befürchtet von vornherein, daß alles, was er unternimmt, zum Scheitern verurteilt sei.

Diese Unruhe, diese innerliche Kälte lassen ihn an das Vorhandensein äußerer Kälte glauben, selbst bei heißem Wetter ist er fröstelig, er zieht mehrere Wollwesten an und schaudert beim geringsten Luftzug.

Fixe oder bizarre Ideen; Gedächtnisschwund; benötigt einige Zeit, um zu erkennen, wo er sich befindet; Verlust der Arbeitskraft, erhebliche Schwäche; verzweifelt wegen seiner Krankheit und glaubt, er würde sich niemals erholen. Allgemeine Schwäche, Frösteligkeit, Juckreiz, schlechter Körpergeruch, stinkende Hautausschläge, profuser Schweiß; trockene, schmutzige, runzelige Haut; Mangel an Abwehrkraft und an Krankheitsreaktionen.
– All das charakterisiert den Psorinum-Typ.

Psyche und Nervensystem

Psyche

Trauriger, ängstlicher, verzweifelter Typ.

Gedächtnisschwund.

Melancholie, moralische Depression, sieht alles schwarz, hat Angst vor allem.

Misanthrop mit Minderwertigkeitskomplexen.

Nervensystem

Migräne — Kopf empfindlich gegen Kälte, Okzipital- oder Stirn-kopfschmerzen, häufig begleitet von Heißhunger, Besserung beim Essen. Wichtig zu merken: Fühlt sich am Abend vor der Migräne immer besser.

Periodische Migräneanfälle, verschlimmert durch Luftzug, ge-bessert durch Essen und durch Bedecken des Kopfes.

Migränen nach unterdrückten Hautausschlägen oder Menstrua-tionen, gebessert durch Nasenbluten.

Schlaflosigkeit durch starken Pruritus und Hyperhidrosis. Nächt-licher Heißhunger; muß mitten in der Nacht aufstehen, um zu essen.

Kopfkongestion nach dem Essen.

Hartnäckige Neuralgien.

Enuresis bei Vollmond.

Angstträume: von Schrecken, von Gefahren, von Dieben, von Bettbeschmutzung durch Stuhlgang.

Nächtliche Ängste bei Kindern, die die ganze Nacht hindurch schreien.

Augen

Photophobie: Der Kranke hält den Kopf im Kopfkissen vergraben.

Funken vor den Augen; Gefühl, als ob die Augen zittern würden.

Muß die Augen geschlossen oder halbgeschlossen halten.

Blepharitis: Rötung der Lidränder, die zusammenkleben.

Wiederholte Ophthalmie.

Rezidivierendes Pterygium.

Ohren

Chronische Otitis mit Ausfluß von gelblich-bräunlichem, stinkendem Eiter, sich jahrelang hinziehend.

Schorfiges Ekzem hinter den Ohrmuscheln mit stinkender Absonderung.

Atmungsorgane

Nase

Chronischer Schnupfen mit Nasenverstopfung und retro-nasalem Ausfluß.

Anosmie.

Adenoide Gewächse.

Heuschnupfen, jedes Jahr zur selben Zeit, am selben Monatsdatum wieder auftretend; vorher Asthma und Ekzeme.

Hals

Wiederholte Anginen.

Hypertrophie der Mandeln mit Ohrenschmerzen beim Schlucken.

Am Gaumensegel klebender Schleim, beständiger Räusperzwang.

Auswurf käsiger Massen von schlechtem Geschmack und Geruch.

Bronchien – Lungen

Trockener Husten, hauptsächlich im Winter, mit mühsamem Auswurf von gelb-grünlichem Schleim mit salzigem Geschmack.

Dyspnoe mit einem Gefühl retrosternaler Geschwürsbildung.

Asthma, schlimmer bei Kälte und im Winter, gebessert bei flacher Lage mit vom Körper entfernten Armen.

Asthma und Ekzem wechseln miteinander ab, ohne daß die eine oder die andere Krankheit ganz verschwindet.

Kreislauf

Herzschwäche.

Hypotonie.

Der Kranke ist geschwächt; leidet nach einem kurzen Spaziergang gleich an Atemnot (Kent). Verschlimmerung in frischer

Luft. Kann im Stehen nicht durchatmen. Benötigt horizontale Ruhelage. Verschlimmerung im Sitzen oder Stehen. Myokarditis mit Schwäche, zyanotischem Gesicht, glasigem Aussehen, rapidem irregulärem Puls (Kent). Hauchendes Mitralgeräusch. Rheumatische Perikarditis.

Verdauungsapparat

Trockene Lippen, geschwollene Oberlippe.

Parodontose. Pyorrhoe.

Zähne locker, Neigung zum Ausfallen. Zahnfleisch geschwollen, bläulich, leicht blutend.

Stomatitis. Aphthen.

Süßlicher Geschmack nach Zucker mit stinkendem Atem.

Heißhunger: Muß nachts aufstehen, um zu essen.

Saures Aufstoßen, mit Geschmack und Geruch von verfaulten Eiern.

Abneigung gegen Schweinefleisch.

Hämatemesis (Kent).

Stechende Milzschmerzen.

Diarrhoe mit heftigem Stuhldrang; putride Stühle, dunkelgefärbt, spritzend und furchtbar stinkend.

Unfreiwilliger Stuhlabgang nachts.

Verstopfung infolge Rektumatonie; einen weichen Stuhl zu erzielen, erfordert große Anstrengung.

Auftreibung des Abdomens, Gasabgang mit Geruch nach verfaulten Eiern und schmerzhaftem Gefühl von Afterbrennen.

Urogenitalapparat

Nächtliche Urininkontinenz, schlimmer bei Vollmond.

Blasenatonie; die Blase entleert sich nur langsam oder nur teilweise.

Uriniert nicht bis zu Ende.

Chronischer, schmerzloser, bisweilen stinkender Ausfluß von Prostatasekret aus der Urethra, der die Wäsche gelb färbt. Starke Leukorrhoe mit koagulierten Stücken, die sehr schlecht, fast verwest riechen, begleitet von Kreuzbeinschmerzen und Schwäche.

Schlechter Geruch, meistens der Genitalien, manchmal auch des ganzen Körpers, trotz äußerster Sauberkeit.

Impotenz mit herabgesetzter Erektionsfähigkeit bzw. fehlenden Erektionen; Abneigung gegen das andere Geschlecht.

Frigidität mit Depressionen und Apathie während den Menses, die unregelmäßig und spärlich sind. Schmerzhafte Brüste mit gereizten, geröteten, juckenden Brustwarzen.

Bewegungsorgane

Allgemeine Schwäche; Rückenschwäche, Gelenkschwäche.

Neigung zu Verstauchungen.

Beim Erwachsenen knickt ein Bein plötzlich um; Kinder fallen ohne Ursache hin.

Linkes Bein und linker Fuß kälter als rechts.

Fußschweiß. Händezittern.

Haut

Schmutzige, nässende, fettige Haut mit persistentem, schlechtem, aashaftem Geruch.

Blaues Gesicht; Seborrhoe; trockene, verklebte, sich verfilzende Haare, die ständig gekämmt werden müssen.

Polymorphe Hautausschläge, Pusteln, Bläschen, Papeln mit übelriechendem Nässen und Krustenbildung, begleitet von heftigem Jucken, das sich bei Bettwärme verschlimmert.

Die Hautausschläge treten vor allem im Winter auf.

Hautausschläge an den Ohren, in den Gelenkfalten und am Nagelbett. Die Nägel brechen ab.

Fieber

Intermittierendes Fieber, nach Erkältung, mit klebrigem, schmutzigem, übelriechendem Schweiß.

Modalitäten

Verschlimmerung: Durch Kälte, im Winter; durch Druck, durch Gehen; durch Wetterwechsel; durch Unterdrückung von Ausfluß oder Hautausschlägen; durch Kaffee.

Besserung: Durch Wärme, beim Hinlegen mit flachgelagertem Kopf, beim Essen.

Diagnostik
Positive Diagnostik

- Trauriger Typ mit Minderwertigkeitskomplexen.
- Mangel an organischem Reaktionsvermögen, fröstelig, empfindlich gegen Kälte, hochgradige Schwäche, Heißhunger.
- Allgemeiner schlechter Geruch, stinkende Schweiße, juckende Hautausschläge. Verschlimmerung durch Kälte; der Juckreiz wird jedoch durch Wärme verschlimmert.
- Alternierende Krankheiten. Wohlbefinden am Vorabend einer krankhaften Krise.

Differentialdiagnostik

Arsenicum: Ängstlichkeit, Unruhe, hauptsächlich von 1 – 3 Uhr, Furcht vor dem Tod, brennende Schmerzen, schuppende Hautausschläge.

Hepar sulfuris: Verschlimmerung durch Kälte. Drüsenverschleimung. Eiterungen. Verdrießlich, mürrisch. Schweiße, die nach altem Käse riechen.

Petroleum: Verschlimmerung im Winter, durch Fortbewegung (im Auto, im Zug, Schiff, Flugzeug). Diarrhoe tagsüber. Trockene Haut mit Rissen und nässenden Hautausschlägen, aber weniger juckend als bei *Psorinum.*

Ständige Feuchtigkeit der Genitalien mit riechenden Schweißen.

Silicea: Hypersensibilität gegen Kälte. Neigung zu Eiterungen. Physische und psychische Asthenie. Chronische Kopfschmerzen. Blasse, wächserne Haut. Starke Kopf- und Fußschweiße.

Sulfur: Ist das am nächsten verwandte Mittel hinsichtlich folgender Punkte: Ausscheidungen, Hautbrennen, pruriginöse Hautausschläge, Schwäche um 11 Uhr, alternierende Krankheiten, Chronizität.

Thuja: Schlechte Laune, Traurigkeit, fixe Ideen, morgendliche Diarrhoe, Schwäche der Gliedmaßen, klebriger Schweiß mit Geruch nach Lauchsuppe.

Tuberculinum: Reizbar mit wechselnden, veränderlichen, herumziehenden Schmerzen; Abmagerung, morgendliche Diarrhoe, Schwitzen bei der geringsten Anstrengung.

„Wenn *Psorinum* nicht wirkt, verschreiben Sie *Tuberculinum* oder *Bacillinum*", sagte Kent.

Klinische Diagnostik

Allgemeines

Mangelhafte organische Irritabilität.
Alternierende Erkrankungen.
Arthritische, tuberkulinische Zustände.
Luetische und krebsartige Zustände.
Hypothyreoidose.
Lange bzw. verschleppte Rekonvaleszenz.
Demineralisation (skrofulöse Kinder).
Alterserscheinungen.

Psyche und Nervensystem
• *Psyche*

Psychasthenie.
Melancholie.
Katatonische Zustände.

• *Nerven*

Migräne.
Hartnäckige Neuralgien.

Augen und Ohren

Blepharitis, Konjunktivitis. Ektropium.
Photophobie. Chronische Ophthalmie.
Chronische stinkende Otorrhoe.

Atmungsorgane

• *Nase*

Chronischer Schnupfen.
Heuschnupfen.
Adenoide Wucherungen.

• *Bronchien – Lungen*

Asthma bronchiale.
Bronchiektasien.
Chronischer Husten im Winter.

Kreislauf

Hypotonie.

Verdauungsapparat

Bloßliegen der Zahnhälse.
Aphthen. Stomatitis und Pharyngitis.
Schwangerschaftserbrechen.
Heißhunger.
Athrepsie. Cholera infantum. Diarrhoe. Atonische Obstipation.

Urogenitalapparat

Bettnässen.
Chronischer Urethritis. Blasenlähmung.
Metritis und Zervizitis.
Verlust der Libido.

Bewegungsorgane

Rezidivierende Luxationen.
Wiederholte Verstauchungen.
Chronischer Rheumatismus.

Haut

Chronische Hautausschläge aller Art.
Impetigo. Ekzem. Psoriasis. Furunkel. Chronische Geschwüre.

Akne. Seborrhoe.

Chronisches Ekzem der Kopfhaut.

Potenzen

D8 – D10 – D15 – D20 – D30 – D60

Anmerkungen

Psorinum steht zwischen Sulfur und Thuja und ergänzt Tuberculinum; seine Wirkung ist jedoch langsam, unregelmäßig, von Zufällen abhängig.

Wahrscheinlich spielt bei der klinischen Wirkung die Grundsubstanz der Präparate eine sehr wichtige Rolle. Jedoch ist seine Wirkung in jeder Hinsicht unzuverlässiger als bei Luesinum oder Tuberculinum.

Psorinum steht an der Spitze der Mittel für jene Zustände, die wir als Psora zu bezeichnen pflegen.

Hahnemann schreibt in seinen „Chronischen Krankheiten", daß nicht lediglich eine Nosode in Frage komme, sondern eine ganze Reihe von Mitteln, die entsprechend der detaillierten Beschreibung der Psora angezeigt sind und daher erwähnt werden müssen.

Wir wollen nur folgende Mittel ins Gedächtnis zurückrufen: Acidum nitricum; Ammonium carbonicum; Baryta carbonica; Calcium carbonicum; Carbo animalis; Carbo vegetabilis; Causticum; Conium; Graphites; Jodum; Kalium carbonicum; Lycopodium; Magnesium; Magnesium muriaticum; Natrium carbonicum; Natrium muriaticum; Petroleum; Phosphoru; Sepia; Silicea; Sulfur; Zincum.

Wir müssen also Psorinum auf seinen Platz verweisen. Es ist eine Nosode mit Tiefenwirkung, benötigt jedoch die Unterstützung anderer antipsorischer Mittel der Materia medica.

Pyrogenium

Diese Nosode wurde 1888 von Drysdale eingeführt. Es handelt sich um einen wäßrigen Extrakt aus Rindfleisch, der durch wiederholtes Präzipitieren mit Alkohol gereinigt ist.

Pyrogenium ist das direkte Autolysat einer Mischung von Rindfleisch, Schweinefleisch und menschlicher Plazenta (ohne Hinzufügung von Wasser, 3 Wochen Zimmertemperatur). Das durch Zentrifugieren gewonnene flüssige Autolysat ist sehr konzentriert. Die Analyse zeigt einen Gesamtstickstoffgehalt von 7 − 9 g im Liter, die Elektrophorese 70 % Gamma-Globuline, und die Papierchromatographie endlich zeigt außerdem einige Aminosäuren und Ptomain-Diamine.

Pathogenese
Allgemeine Symptomatologie

Allgemeiner infektiöser Zustand mit Divergenz von Temperatur und Puls.

Es handelt sich um einen Kranken mit mehr oder weniger stark ausgeprägter Erschöpfung, begleitet von Herzbeklemmung und Unruhe. Die Exkrete stinken. Putrider, kadaverartiger Geruch des Körpers, des Atems, der Schweiße und der Ausscheidungen. Gesicht blaß; Augen von blauen Ringen umgeben; brennende Wangen; zitternde, zuckende Nasenflügel.

Es besteht außerdem eine *lokale* Neigung zu Eiterung und Lymphangitis.

Psyche und Nervensystem

Erschöpfung mit Unruhe: Das Bett erscheint zu hart, der Kranke muß sich ständig bewegen, um die schmerzenden Stellen zu entlasten.

Der Kranke glaubt, seine Persönlichkeit verändere sich, wenn er sich im Bett von einer Seite auf die andere dreht. Er täuscht sich über die Lokalisierung einzelner Körperteile.

Geschwätzigkeit. − Der Kranke redet übermäßig viel und befindet sich in einem Zustand geistiger Überreizung.

Unruhiger Schlaf mit Angstträumen. Erstickungsgefühl während des Schlafes. Der Kranke schreit im Schlaf auf infolge Brustbeklemmung.

Heftiger Blutandrang zum Kopf mit Klopfen in den Schläfen, gebessert durch Druck.

Drückende Kopfschmerzen; Schmerzen in den Augäpfeln und in der Hinterhauptgegend, verschlimmert durch Husten.

Gefäßklopfen im Kopf und in den Ohren.

Atmungsorgane

Husten mit reichlichem Auswurf stinkenden Schleimes.

Husten schlimmer durch Bewegung und im warmen Zimmer.

Geschmack nach Eiter beim Husten.

Schmerzen in den Brustseiten, verschlimmert durch Bewegung, gebessert beim Liegen auf der schmerzhaften Seite.

Kreislauf

Herzschwäche mit Herzklopfen und Klopfen in den Ohren.

Wird sich das Vorhandenseins eines Herzens bewußt.

Puls schnell, klein, fadenförmig, nicht in Übereinstimmung mit der Temperatur.

Verdauungsapparat

Zunge rot wie lackiert, trocken.

Fötider Geschmack im Mund. Die Zähne weisen einen schmutzigen gelblichen Belag auf. Starker Durst nach frischem Wasser, das der Kranke aber wieder ausbricht, sobald es im Magen warm geworden ist. Dagegen behält der Kranke warmes Wasser bei sich, weil es die Übelkeit dämpft.

Wiederholtes Erbrechen einer bräunlichen Flüssigkeit, die wie Kaffeesatz oder kotartig aussieht, mit Magen-Darm-Lähmung.

Stinkende Diarrhoe. Braune oder schwarze Stühle mit unwillkürlichem Abgang von Winden. Oder Verstopfung infolge Darmatonie mit trockenen, schwarzen, aashaft stinkenden Stühlen.

Abdomen gespannt, aufgetrieben, empfindlich und schmerzhaft.

Urogenitalapparat

Urin spärlich, dunkel gefärbt. Albuminurie mit Zylindern.
Blasentenesmen.
Stinkende, braune Lochien mit Frösteln, Fieber und reichlichem
Schweiß.
Stinkendes Menstrualblut. Fieberhafte Menses.
Uterushämorrhagien mit schwärzlichem, stinkendem Blut.

Bewegungsorgane

Zerschlagenheitsgefühl im ganzen Körper.
Gefühl von Zerschlagenheit oder Zerbrochensein in den Knochen.
Einschlafen der Glieder.
Ständiger Bewegungszwang; das Bett erscheint hart.

Haut

Haut kalt, livide, mit reichlichem, kaltem, klebrigem, stinkendem
Schweiß bedeckt.
Hartnäckige, stinkende Ulcera varicosa bei alten Leuten.
Periodisches Frösteln gegen 19 Uhr.

Modalitäten

Besserung: Durch warme Anwendungen, durch ein warmes Bad,
durch warme Getränke, in einem warmen Raum.
Durch Bewegung, hauptsächlich anfangs, durch Strecken, durch
Lagewechsel.
Verschlimmerung: Durch Bewegung, durch Berühren.

Diagnostik
Positive Diagnostik

- Erschöpfung, Unruhe.
- Divergenz von Puls und Temperatur.
- Stinkende Ausscheidungen.

Differentialdiagnostik

Acidum carbolicum: Erschöpfung mit Gesichtsblässe, brennende Schmerzen, plötzlich kommend und verschwindend, stinkender Speichel, kalte Schweiße, Bläschenausschläge.

Anthracinum: vgl. den entsprechenden Abschnitt, Seite 19

Arnica: Rotes Gesicht. Gefühl von beginnendem Schmerz mit Stupor.

Arsenicum: Beklemmung von 1 – 3 Uhr, blaß unruhig, Durst auf kleine Mengen Eiswassers, Erbrechen und Diarrhoe, brennende Schmerzen.

Baptisia: Unruhe. Denkt, er wäre doppelt. Muskelsteifheit. Stinkender Geruch des Atems, der Stühle. Livide Flecken auf dem Körper und den Gliedmaßen.

Bothrops: Gangränöse Geschwüre; Phlebitis mit Thrombose; Hämorrhagien von schwarzem Blut.

Crotalus: Infektionen mit Neigung zu Hämorrhagien.

Echinacea: Adynamischer Zustand mit Kopfkongestion. Frösteln mit Unwohlsein; trockene Zunge; Hautkrankheiten mit schwerem Allgemeinzustand.

Hepar sulfuris: Überempfindlichkeit gegen Kälte und Schmerzen. Drüsenanschwellung und Hautausschläge mit Neigung zur Vereiterung.

Lachesis: Bläuliche Verfärbung der Gewebe, Empfindlichkeit bei Berührung, spontane Ekchymosen, Unverträglichkeit der geringsten Einschnürung, Geschwätzigkeit.

Mercurius solubilis: Schwäche, Zittern, metallischer Geschmack; Eiterungen mit dickem gelb-grünlichem Sekret.

Rhus toxicodendron: Unruhe; muß die Lage wechseln, um die Schmerzen zu erleichtern; trockene Zunge mit gerötetem Dreieck an der Spitze; Gefühl von Zerschlagenheit in der Lendengegend und in den Gliedern; brennende, juckende Bläschenausschläge.

Staphylococcinum: vgl. den entsprechenden Abschnitt, Seite 155.

Streptococcinum: vgl. den entsprechenden Abschnitt, Seite 157.

Klinische Diagnostik

Allgemeines

Septikämie – Pyämie

Intoxikationen mit Ptomainen.

Infektiöse Grippe mit gastrointestinalen Komplikationen.

Toxikose der Säuglinge.

Kavernöse Tuberkulose.

Mastoiditis.

Nervensystem

Meningitis – Enzephalitis.

Atmungsorgane

Rachenphlegmone.

Empyem.

Lungenabszeß und Lungengangrän.

Verdauungsapparat

Abdominaltyphus.

Infektiöse Enteritis.

Säuglingscholera.

Septische Appendizitis.

Analfisteln.

Subphrenischer Abszeß

Leberabszeß.

Akute Cholezystitis.

Urogenitalapparat

Akute Nephritis albuminurica.

Wochenbettfieber.

Hämorrhagien des Uterus (nach Versagen von Ipecacuanha).

Perinephritischer Abszeß.

Brustabszeß.

Haut

Schorfbildungen bei Dekubitus.
Phlegmonen. Abszesse.
Stichwunden.
Furunkel – Anthrax.
Panaritium.

Potenzen

D10 – D15 – D20

Anmerkungen

Wenn *Pyrogenium* wirken soll, muß es frühzeitig verschrieben werden. Es kann dann einen Stillstand bzw. einen Rückgang von eiternden oder phlegmonösen Prozessen bewirken. Chavanon (Paris) hat mit Recht auf einer frühzeitigen, möglichst prophylaktischen Anwendung von *Pyrogenium* bestanden.

Chavanon hat übrigens im Jahre 1955 eine ganz ähnliche Nosode hergestellt, das *Putrescinum* D15. Die Indikationen sind die gleichen wie bei *Pyrogenium*.

Auf *Pyrogenium* folgt gut *Hepar sulfuris*.

Pyrogenium ist ein nützliches Biotherapeutikum; es ist jedoch nur begrenzt wirksam, wenn es allein angewandt wird. Klinisch gesehen ist seine Wirkung viel deutlicher, wenn man es in Verbindung mit *Anthracinum* oder *Mercurius solubilis* oder *Hepar sulfuris* gebraucht.

Scarlatinum

Hier handelt es sich um die Hautschuppen eines Scharlach-kranken.

Indikationen

Störungen nach Scharlach, z. B. Asthenie, rheumatische Schmer-zen, nephritische Syndrome.

Potenzen

D10 – D15

Spengler

Es handelt sich um Immunkörper nach Spengler, die aus dem Blut von immunisierten Kaninchen gewonnen werden.

Pathogenese
Genaugenommen besteht noch keine Arzneiprüfung.

Diagnostik
Positive Diagnostik

- Gesichtsblässe, blasse Haut und Schleimhäute.
- Temperaturerhöhung vor den Menses.
- Starke Ermüdung.

Differentialdiagnostik

Ferrum metallicum: Anämie, langsame Verdauung, Fieberstöße mit wechselnder Rötung und Blässe.

Ferrum phosphoricum: Kongestives Kopfweh, Nasenbluten, trockener schmerzhafter Husten, Fieber mit kongestiven Schüben in Lungen, Eingeweiden, Gelenken, Ohren.

Kalium carbonicum: Ermüdung, langsame Verdauung, Wasserretention, Schwellung am inneren, oberen Augenwinkel.

Natrium muriaticum: Abmagerung, Anämie, Kopfschmerzen, Medianfissur der Unterlippe, Verlangen nach Salz, Empfindlichkeit gegen Kälte.

Klinische Diagnostik

- Tuberkulinische Zustände.
- Tuberkulose im Anfangsstadium.
- Anämie.
- Prämenstruelles Fieber.

Potenzen
D10 – D15 – D20

Staphylococcinum

Bakteriolysat, das ohne antiseptische Zusätze aus Kulturen einer Mischung mehrerer Staphylokokken-Stämme gewonnen wird.

Pathogenese
Homöopathische Arzneimittelprüfungen liegen noch nicht vor.

Klinische Indikationen

- Furunkel. Impetigo.
- Osteomyelitis. Anthrax. Panaritium.
- Perinephritische Phlegmone.
- Bösartige Staphylokokkeninfektionen im Gesicht.
- Thrombophlebitiden.

Potenzen
D15 − D20

Staphylotoxinum

Wird aus dem Staphylokokken-Anatoxin der Pharmakopoe hergestellt.

Indikationen

Die gleichen wie für Staphylococcinum.
ferner:

- Hämophilie.
- Purpura.
- Konvulsionen.
- Kontrakturen.

Potenzen

D15 – D20

Streptococcinum

Streptococcinum wird aus einem Mikrobenlysat hergestellt, das aus zwei Streptokokken-Stämmen gewonnen wird: dem Streptococcus pyogenes (Rosenbach) und dem Streptococcus Marcy 433 bzw. 434.

Man findet in diesen Stämmen eine bestimmte Anzahl von Proteinen: ein antigenes Nukleoproteid, die sog. „Substanz P"; ein Protein von spezifischem antigenem Typ, die sog. „Substanz M"; und endlich eine „Substanz T", die chemisch noch nicht identifiziert ist. Ferner zwei Polyoside: Die nicht-antigene „Substanz C" und ein anderes Polyosid auf Hyaluronsäure-Basis.

Das so hergestellte Präparat muß auf Identität, Nicht-Giftigkeit und Sterilität getestet werden.

Pathogenese

F. Sevaux und A. Emar (Paris) haben sie im Jahre 1958 aufgestellt.

Allgemeine Symptomatologie

Intoleranz gegen Lärm, Licht, Luftzug.

Weint ohne Grund, hält sich für unheilbar, lehnt das Mitleid anderer ab.

Krebsangst.

Unterwürfigkeit.

Gefühl von **Vibrieren** in der Wirbelsäule, im ausgestreckt liegenden Körper, in den Beinen beim Aufstampfen mit den Füßen.

Psyche und Nervensystem

Heftige Kopfschmerzen; Gefühl, als ob der Kopf platze.

Schwindel beim Aufstehen und Hinlegen.

Sensorische Störungen: Gehörshalluzinationen (hört Hilferufe), Visionen (sieht das Zimmer voller Fliegen), fürchtet irrsinnig zu werden.

Alpdrücken, träumt von Streitigkeiten.

Enzephalitis, Tics. Choreiformes Syndrom.

Epileptiforme Anfälle.

Augen

Sehschwäche, muß eine Brille tragen.

Sehstörungen mit Hypertension der Augen.

Ohren

Intermittierendes Rauschen im rechten Ohr.

Otalgie beim Liegen auf der linken Seite.

Kreislauf

Gefühl von Herzschwäche.

Endomyokarditis bei akutem Gelenkrheumatismus. Perikarditis, Herzklappenerkrankungen; die ganze Herzinnenhaut kann betroffen sein.

Das Elektrokardiogramm ist typisch für Koronarinsuffizienz; es zeigt u. a. teilweisen rechtsseitigen Block, Verlängerung der P-R-Strecke (ein sehr frühzeitiges Anzeichen des akuten Gelenkrheumatismus), Abflachung der T-Welle, Erhöhung oder Senkung der S-T-Strecke usw. Es scheint sich aber mehr um anämisch bedingte anginoide Zustände zu handeln als um eine echte Angina pectoris mit Hypercholesterinämie (F. Sevaux).

Präkordiale Krämpfe und Schmerzen an der Herzspitze.

Verdauungsapparat

Gefühl salziger Lippen.

Zunge weiß belegt mit roter Spitze, kann sich von vorne nach hinten abschälen.

Schmerzhaftes Zahnfleisch. Alveoläre Pyorrhoe.

Brechreiz mit Schwindel und Erbrechen grünlicher Galle.

Plötzlich auftretende Schmerzen der Speiseröhre nach den Mahlzeiten mit Ausstrahlung zum Rücken.

Beim Liegen kann er das Gewicht der Hände auf dem Leib nicht vertragen.

Dumpfe Schmerzen im Epigastrium.

Bewegungsorgane

Heftige Schmerzen im Schlüsselbein.

Gelenkschmerzen mit Hydrarthrose.

Schmerzen der Wirbelsäule.

Haut

Haarausfall am Kopf.

Scharlachartige Erytheme mit Exkoriationen.

Diagnostik
Positive Diagnostik

* Intoleranz gegen Lärm, Licht, Luftzug.
* Heftige Kopfschmerzen und Verstimmung mit Weinen und Halluzinationen von Gesicht und Gehör.
* Herzstörungen (Endomyokarditis) mit Herzklappenaffektionen.

Differentialdiagnostik

Arsenicum: Ängstlichkeit mit Furcht vor dem Tode. Unruhe mit Verschlimmerung von 1 − 3 Uhr. Erbrechen nach dem Trinken und Durst auf kleine Mengen eiskalten Wassers. Herzklopfen mit Zittern. Brennende Schmerzen, gebessert durch Wärme.

Peyotl (= Anhalonium): visuelle Halluzinationen (angenehme, kaleidoskopische), Gehörshalluzinationen (hört angenehme Musik). Herzschwäche. Myasthenie mit Untererregbarkeit der Reflexe und Inkoordination.

Rhus toxicodendron: Schmerzen, gebessert durch Lagewechsel. Halluzinationen, glaubt man wolle ihn vergiften (*Hyoscyamus*). Weint, weiß aber nicht warum. Zunge schmerzhaft, mit weißlichem oder bräunlichem Belag und rotem Dreieck an der Spitze. Steifheitsgefühl in Lenden und Gliedern, schlimmer beim Aufwachen, besser bei Bewegung.

Tellurium: Stirnkopfschmerzen, schlimmer links. Präkordiale Schmerzen, schlimmer beim Heben der Arme. Schmerzen in der Wirbelsäule, vom 2. Halswirbel bis zum 5. Dorsalwirbel; empfindlich bei Berührung. Chronische stinkende Otorrhoe. Hüftschmerzen rechts. Nässende, reizende, stinkende Bläschenausschläge.

Klinische Indikationen

- Anginen.
- Kardialgien.
- Trockene, schuppende Ekzeme.
- Endokarditis – Myokarditis.
- Migräne.
- Chronische Ödeme der unteren Gliedmaßen.
- Pelade (Alopezie).
- Chronische Polyarthritis.
- Halluzinatorische Psychosen.
- Akuter Gelenkrheumatismus.

Potenzen

D10 – D15 – D20

Streptoenterokokken

Bakteriolysat aus Kulturen von Streptoenterococcus oder Enterococcus proteiformis (Abart des Streptococcus faecalis), die von der Gingiva gewonnen werden.

Wurde in die Homöopathie von Dr. Pommier de Santi (Paris) im Jahre 1950 eingeführt.

Diagnostik
Positive Diagnostik

- Abmagerung, Asthenie, Anämie.
- Fieberattacken.
- Migränen. Schwindel. Schlaflosigkeit.
- Myalgien.

Klinische Indikationen

- Sykotische Zustände.
- Gingivitis. Enterocolitis. Cholezystitis.
- Chronische Sinusitis. Chronische Aphonie.
- Chronische eiternde Rhinitis.
- Ozaena. Chronische Angina lacunaris.
- Zahndurchbruch bei Säuglingen mit komplizierenden rhinopharyngitischen, otitischen und cutanen Affektionen.
- Ekzem Neugeborener.
- Grippe. Anginen.

Potenzen

D15 – D20

Tetanotoxinum

Wird aus Tetanustoxin hergestellt.

Indikationen

- Trismus.
- Tetanie.
- Parathyreogene Syndrome.

Potenzen

D10 – D15

Tuberculinum

Es handelt sich um das alte Tuberculinum von Koch, das Glyzerin-extrakt einer Tuberkelbazillenkultur. Es werden humane und bovine Bazillenstämme verwendet, die periodisch kontrolliert und auf ihre Aktivität getestet werden. So erhält man eine sirup-ähnliche, durchsichtige Flüssigkeit von gelbbrauner Farbe, die honigartig riecht.

Sie enthält reichlich tuberkulinische Proteine von hohem Molekulargewicht, ferner Polyoside, Nukleinsäure, Peptone, Gly-zerin und Salze.

Das Präparat wird dreifach kontrolliert: auf Sensibilisierung, auf Nichtgiftigkeit und auf Aktivität.

Tuberculinum wurde in die Pharmakopoe und in die homöo-pathische Materia medica von dem Belgier Mersch (1894) ein-geführt und später besonders gefördert durch Dr. Nebel/Schweiz (1902). Letzterer hat die Aufstellung der Pathogenese auf zweier-lei Art durchgeführt: einerseits indem er in der medizinischen Literatur alle Symptome sammelte und andererseits indem er an ungefähr 50 Personen Versuche anstellte.

Pathogenese
Allgemeine Symptomatologie

Gesichtsblässe, schlechtes Aussehen.

Fortschreitender Gewichtsverlust.

Blässe mit Rötung von Wangen und Nase.

Blaue Skleren. Trockene, runzelige, heiße Haut.

Herpes labialis, hauptsächlich bei Kindern.

Krusten auf der Oberlippe, eiternde Pusteln auf der Stirn über den Augenbrauen.

Nervöser Typ, gereizt beim Aufwachen und mit allem unzufrie-den, erkältet sich leicht, muß häufig die Lage wechseln, unbe-ständig, furchtsam, Furcht besonders vor schwarzen Hunden. Schwitzt bei der geringsten körperlichen oder geistigen Anstren-gung.

Veränderlichkeit und Unbeständigkeit der Symptome.

Psyche und Nervensystem

Psyche

Schlecht gelaunter Typ, leicht niedergeschlagen und entmutigt, weinerliche Stimmung, Aussehen eines Hypochonders.

Schläfrigkeit tagsüber, Schwäche, Zustände von Unwohlsein mit einer Art Trunkenheitsgefühl und Zittern.

Unfähigkeit zu denken, Gedächtnisschwäche.

Verschlimmerung durch Musik.

Verzweifelt an seiner Heilung. Abneigung gegen Arbeit. Beklemmungsgefühl abends bis gegen Mitternacht. Herzangst und Geschwätzigkeit während eines Fieberanfalls. Abscheu vor dem Leben. Quälende Gedanken während der Nacht. Fühlt sich zerschlagen. Müdigkeit der Augen und Schmerzen in den Knochen. Geistige und pulmonale Störungen alternieren.

Nervensystem

Kopfschmerzen. Gefühl, als sei das Gehirn von einem Eisenreifen umspannt.

Chronische Kopfschmerzen mit Nausea, in mehr oder weniger regelmäßiger Periodizität, jede Woche, alle 14 Tage, hervorgerufen durch feuchtes Wetter, durch geistige Überbeanspruchung, durch Störungen der Verdauung oder des Magens, gebessert durch Bewegung.

Kopfschmerzen beim Geruch von Kaffee.

Kopfschmerzen über dem rechten Auge, die über den Kopf zum Hinterhaupt ziehen. Tiefsitzende, manchmal so heftige Schmerzen, daß der Patient sich die Haare ausreißen oder auf den Kopf trommeln möchte. Schwindel. Krämpfe in den Beinen, Neuralgien − Myalgien − Parästhesien.

Kopfschmerzen bei Schülern, Studenten, Intellektuellen, schlimmer durch die geringste geistige Anstrengung.

Psychosomatische Labilität.

Schlaf schlecht, unruhig; Frösteln zu Anfang des Schlafes, dann Schlaflosigkeit von 3 Uhr ab.

Der Kranke ist unruhig, wälzt sich mit Rückenschmerzen im Bett, wacht manchmal durch den eigenen Husten auf. Hitzegefühl.

Alpdrücken, der Kranke erwacht mit einem Gefühl der Angst, mit Vorahnungen eines nahen Unglücks.

Augen

Augenlider geschwollen, hauptsächlich beim Aufwachen.
Häufig Gerstenkörner, mit Vorliebe am rechten Auge.
Conjunctivitis bilateralis.
Marginale Keratitis rechts, mit konjunktivaler Rötung, Photophobie, Schmerzen. Herpes der Lider.
Stechende Schmerzen und Brennen der Augen, was zu häufigem Blinzeln zwingt.

Ohren

Chronischer, schmerzloser Ausfluß aus beiden Ohren.
Ohrensausen. Gefühl eines Fremdkörpers im Ohr.
Otalgie mit Fazialislähmung.

Atmungsorgane

Nase

Rötung und Anschwellung der Nase, der Oberlippe und der Wangen.
Epistaxis; Geschwürsbildung im linken Nasenloch.
Brennende, reichliche Sekretion aus dem hinteren Teil der Nase.
Nasenfurunkel mit grünlichem Eiter.
Wiederholter Schnupfen mit Niesen und Schmerzen in Zähnen und Ohren.
Niesen, wenn Patient die Hände aus dem Bett streckt.

Rachen und Kehlkopf

Schmerzen im Hals.
Anschwellung der Mandeln und des Pharynx.
Anschwellung des Kehldeckels, der leicht blutet.
Halsschmerzen am Morgen mit Trockenheit, Brennen und erschwertem Schlucken.
Schmerzhafte Schwellung der beiden Schilddrüsenlappen.
Gefühl einer Geschwulst in der Kehle.

Lanzinierende Schmerzen ziehen beim Schlucken von der linken Seite des Rachens zum Ohr. Das Schlucken fester Speisen ist erschwert.

Intermittierende schmerzhafte Heiserkeit und vorübergehende Aphonie.

Glanzlosigkeit des rechten Stimmbandes.

Anschwellung des linken Stimmbandes.

Leichte Schmerzen in der linken Larynxhälfte mit erschwertem Schlucken.

Schwellung, Ödeme oder Geschwüre im Kehlkopf.

Schwellung des Ligamentum ary-epiglotticum.

Aphonie, rauhe Stimme, Trockenheit des Kehlkopfes.

Lungen und Bronchien

Verlangen nach frischer Luft, Beklemmung, Atemknappheit.

Leichte Zyanose. Druckgefühl auf der Brust, Erstickungsgefühl, was aber verschwinden kann, wenn man mit dem Kranken spricht.

Asthmaanfälle, hauptsächlich bei einem Fieberstoß.

Schmerzen von vorne nach hinten quer durch die linke Lungenspitze.

Rauhes Atemgeräusch über dem rechten Schulterblatt.

Verschärfte vesikuläre Atmung an der Spitze des linken Schulterblattes und einzelne Rasselgeräusche.

Dämpfung über dem linken Schlüsselbein.

Trockene Pleuritis links.

Reizhusten, besonders abends, hindert den Kranken am Einschlafen.

Trockener, harter, hackender Husten während eines Fieberschauers, schlimmer im warmen Zimmer.

Besserung in frischer Luft, bei kaltem Wind.

Auswurf dick, gelb, häufig, grünlich.

Husten verursacht Schweißausbruch, manchmal auch reißende Schmerzen im Rektum.

Schmerzen in der **Brust** und im **Sakrum**.

Kreislauf

Herzklopfen, hauptsächlich morgens beim Husten, ferner nachts und während eines tiefen Atemzuges.

Stark beschleunigter Puls, Arrhythmie.

Puls schwach, dikrot, frequent, unregelmäßig.

Zirkulationsstörungen: Das Gesicht wird rot, fast violett, bei fieberhaftem Frösteln oder bei Fieberhitze.

Herzklopfen nach dem Mittagessen.

Kardialgie. – Lanzinierende oder Gürtelschmerzen.

Verdauungsapparat

Mund

Gefühl, als ob die Zähne lose wären.

Schmerzen an den Schneidezähnen.

Starke Zahnsteinbildung.

Übler, stinkender Atem. Schlechter Geschmack im Mund: Geschmack nach Metall oder ranzigem Fett.

Gingivitis mit an Anschwellung, Bluten und Geschwürsbildung des Zahnfleischs; die Zähne erscheinen wie überzogen von einer zähen, klebrigen Masse.

Belegte Himbeerzunge.

Schmerzhafte Lippengeschwüre. Zahnkaries.

Zunge mit Bläschen, welche oberflächliche, schmerzhafte Geschwüre hinterlassen.

Aphthen.

Magen und Abdomen

Appetitverlust mit Druckgefühl in der Magengrube.

Nausea und Gastralgie mit Kopfschmerzen.

Schmerzen im Rachen, meist links, zum Ohr hin ausstrahlend.

Erschwertes Schlucken fester Nahrung.

Ekel beim Geruch und Anblick von Nahrungsmitteln.

Abneigung gegen Fleisch; Verlangen nach kalter Milch und Süßigkeiten; nächtlicher Hunger.

Erbrechen mit Kopfschmerzen, kaltem Schweiß und allgemeiner Schwäche.

Magenkrämpfe, Auftreibung des Abdomens.

Vergrößerung von Leber und Milz.

Schmerzen in der Lebergegend mit Subikterus oder Ikterus.

Morgendliche Diarrhoe, gegen 5 Uhr mit dringendem Zwang zur Stuhlentleerung. Wäßrige, braun-schwärzliche, stinkende, im Strahl ausgestoßene Stühle.

Diarrhoe gefolgt von Schweißen und großer Schwäche.

Es kann auch Verstopfung bestehen mit dicken, harten Stühlen, abwechselnd mit Diarrhoe. Analjucken kann mit der Verstopfung einhergehen.

Urogenitalapparat

Schmerzhafte Harnverhaltung.

Erschwertes, anstrengendes Urinieren beim Stuhlgang.

Häufiger Harndrang. Der Urin ist trübe, braun-rot mit gelbem Schaum, riecht nach gekochten Bohnen und enthält Eiweiß.

Hämaturie. Albuminurie mit hyalinen und granulierten Zylindern.

Schmerzen der Nierengegend, hauptsächlich rechts, der Ureteren und der Blase.

Männliche Genitalorgane

Schlaffes Skrotum.

Schmerzhafte Schwellung des rechten Hodens.

Hydrocele und Epididymitis.

Schwellung der Prostata; flüchtiges Erythem des Penis.

Weibliche Genitalorgane

Die Menses treten periodisch alle 20 Tage ein, sind stark und verlängert.

Schmerzen in der Eierstockgegend mit Ausstrahlung in die Lumbosakralgegend, was das Gehen erschwert.

Amenorrhoe.

Dysmenorrhoe.

Bewegungsorgane

Der Kranke muß sich bewegen, alle Beschwerden und Schmerzen werden im Stehen verschlimmert.

Schmerzen der Glieder, hauptsächlich in den Gelenken.

Schmerzen im Rücken mit dem Gefühl, die Kleider seien feucht.

Ziehende Schmerzen in Beinen, Muskeln und Gelenken.

Schmerzen in der Lumbosakral-Gegend, in die Beinen ausstrahlend, schlimmer bei Druck. Gefühl von Quetschung der Knochen, hauptsächlich vor einem Gewitter.

Ziehen in den Schultern; Analgesie und Parästhesie der oberen Extremitäten.

Scherzhaftes Ziehen in Knöcheln und Füßen.

Muskelzuckungen, beim Zubettgehen oder während des Schlafes.

Haut

Schweiß fleckt die Wäsche gelb, hervorgerufen durch die geringste Anstrengung, hauptsächlich geistige.

Ameisenlaufen unter der Haut.

Juckreiz in frischer Luft, schlimmer durch Kratzen.

Gänsehaut über den ganzen Körper mit Frösteln.

Scharlachähnliches Exanthem.

Violettes Ödem in Höhe der Augenbrauen, an den Haarwurzeln.

Bullöse, papulöse Hautausschläge.

Juckendes, schuppendes Ekzem, verschlimmert durch Wasser und frische Luft, mit Vorliebe hinter den Ohren, in den Hautfalten und auf der behaarten Haut.

Ekzem mit Fissuren, trocken oder nässend, stark gerötet, schmerzhaft.

Subkutanes, induriertes Knötchenerythem, manchmal mit bronzefarbenen, punktförmigen Flecken.

Haut trocken, runzelig, heiß.

Fieber

Kältegefühl in der Brust und im Magen mit Kribbeln.

Frösteln, am Nachmittag mit Zittern, Erschöpfung, Hitzewallungen und Schweißausbrüchen.
Starkes Schwitzen bei Fieberabfall.

Modalitäten

Besserung: In frischer Luft, durch Wind, Bewegung und Gehen.
Verschlimmerung: Durch Barometeränderungen, Gewitter, feuchte Kälte, in einem geschlossenen Raum, bei Aufrechtstehen, durch physische und hauptsächlich geistige Ermüdung, schlimmer ab 3 Uhr.

Diagnostik
Positive Diagnostik

- Nervöser, leicht erregbarer, unbeständiger Typ mit Veränderlichkeit der Symptome.
- Tuberkulinisches Terrain.
- Verschlimmerung durch physische oder geistige Anstrengung.
- Abmagerung, Schweiße, morgendliche Diarrhoe, Verschlimmerung durch feuchte Kälte und Wetterwechsel.

Differentialdiagnostik

Abrotanum: Schwäche mit Abzehrung, Abmagerung hauptsächlich der Beine, Alternieren von Rheumatismus und Diarrhoe.
Argentum nitricum: Psychosomatische Schwäche mit Unruhe, Hast, morgendlicher Heiserkeit und grünlichen Diarrhoen.
Arsenicum: Ängstlichkeit, hauptsächlich zwischen 1 und 3 Uhr, brennende Schmerzen, Ödeme der Unterlider, Durst nach kleinen mengen fischen Wassers, Abneigung beim Sehen und Riechen von Nahrungsmitteln, Diarrhoe mit Erbrechen.
Bacillinum: vgl. den entsprechenden Abschnitt, Seite 25
Calcium phosphoricum: Wachstumsstörungen. Abmagerung. Verschlimmerung durch kalte und feuchte Witterung. Verlangen nach geräuchertem und gesalzenem Fleisch. Kopfschmerzen der Schüler. Diarrhoe.

Drosera: Nach Margaret Tyler und L. Renard ist es ein Heilmittel bei Tuberkulose der langen Knochen und bei Keuchhusten. Trockener, bellender Husten, schlimmer nach Mitternacht. Geschwollene Halsdrüsen.

Jodum: Abmagerung, Adenopathien; Unruhe, kann nicht auf einem Platz bleiben; verschlimmert durch Wärme; Hypertrophie der Drüsen mit Verhärtung.

Kalium carbonicum: Akute, stechende Schmerzen, schlimmer durch Kälte und zwischen 2 − 3 Uhr, Anschwellung des inneren Augenwinkels, Flatulenz, nächtliches Asthma, trockener erschöpfender Husten, eitriger Auswurf.

Natrium muriaticum: Abmagerung mit Anämie und nervöser Asthenie infolge Kummer. Schlimmer am Meeresstrand und durch geistige Erschöpfung. Verlangen nach Einsamkeit, chronische Kopfschmerzen, Herpes der Lippen. Verlangen nach Salz. Demineralisation.

Phosphorus: Asthenischer Typ, reizbar, schnell erschöpft, fröstelig, leicht erregbar, fürchtet Gewitter. Sensorielle Überempfindlichkeit; fiebrig; Durst nach kalten Getränken, die erbrochen werden, sobald sie im Magen warm geworden sind; Schweiß, Heiserkeit, sexuelle Erregung.

Pulsatilla: Veränderlichkeit der Symptome, verschlimmert durch Wärme, Erregbarkeit, venöse Kongestion, nächtlicher Husten, verspätete spärliche Menses, Fieber mit Frostschauern im warmen Zimmer, Fehlen von Durst.

Rhus toxicodendron: Muß sich bewegen und die Lage wechseln, um Erleichterung der Schmerzen zu erreichen. Trockene Zunge mit gerötetem Dreieck an der Spitze. Verlangen nach kalter Milch. Steifheit der Glieder, Gefühl des Zerbrochenseins in der Lumbosakralgegend. Bläschenartige, juckende, brennende Ausschläge.

Rumex crispus: Empfindlichkeit gegen frische Luft. Trockener Husten, schlimmer durch kalte Witterung. Morgendliche Diarrhoe. Jucken der Beine beim Auskleiden.

Silicea: Asthenie infolge Demineralisation, Kopfschmerzen gebessert durch warmes Bedecken des Kopfes, fixe Ideen (Nadeln), Gefühl eins Haares auf dem vorderen Teil der Zunge. Verstopfung mit Stühlen, die bei der Entleerung ins Rektum zurückschlüpfen. Große Empfindlichkeit gegen Kälte.

Sulfur: Hauptmittel bei psorischen und psoro-tuberkulinischen Zuständen. Typ des utopischen Philosophen; kann nicht aufrecht stehen bleiben; Verschlimmerung durch Bettwärme und Waschen; natürliche Körperöffnungen gerötet, brennende Füße, Alternieren von Verstopfung und Diarrhoe, Schwäche um 11 Uhr, trockene Haut mit juckenden schuppigen Hautausschlägen. Alternierende Krankheiten.

Klinische Diagnostik

Allgemeines

Psorische Zustände.

Psoro-tuberkulinische Zustände.

Zustände von Demineralisation.

Magerkeit.

Chronische Malaria.

Maltafieber.

Skrofulose.

Adenitis.

Scharlach.

Masern.

Anämie.

Psyche und Nervensystem

• *Psyche*

Melancholie.

Neurasthenie.

Hysterie.

Manisch-depressives Irresein.

Pavor nocturnus.

• *Nervensystem*

Kopfschmerzen der Schüler.

Periodische Migräne.

Epilepsie.

Schlaflosigkeit.

Paresen und Paralysen der unteren Gliedmaßen.

Hydrocephalus.

Augen – Hals – Nasen – Ohren

Blepharitis. Herpes der Lider.

Häufige Gerstenkörner.

Iritis und Iridocyclitis.

Phlyktänuläre Keratitits.

Chronische Otorrhoe.

Otosklerose.

Ménièresche Krankheit.

Epistaxis. Rezidivierende Nasenfurunkel.

Heuschnupfen. Adenoide Vegetationen.

Ozaena.

Chronische Laryngitis; tuberkulöse Laryngitis.

Atmungsorgane

Chronische Bronchitis.

Bronchiektasie.

Lungentuberkulose.

Pleuritis sicca.

Pleuritis exsudativa.

Chronischer Schnupfen.

Asthma.

Bronchopneumonie.

Bronchitis capillaris.

Kreislauf

Herzneurose.

Pericarditis exsudativa.

Pericarditis fibrinosa.

Basedow-Herz.

Altersherz.

Verdauungsapparat
Spätes Zahnen.
Gingivitis. Skorbut.
Hypertrophie der Mandeln.
Hyposthenische Dyspepsie.
Ulcus ventriculi et duodeni.
Anorexie.
Enterokolitis.
Hämorrhagische Rektokolitis.
Chronische Appendizitis.
Chronisch intestinale Parasitosen (mit toxischen Folgen).
Bazilläre Dysenterie.
Darmtuberkulose.
Tuberkulöse Peritonitis.
Chronische Cholezystitis.
Chronische Hepatitis.

Urogenitalapparat
Enuresis.
Chronische Zystitis.
Chronische Gonorrhoe.
Chronische Nephritis mit Albuminurie und Hämaturie (tuber-
kulösen oder nicht-tuberkulösen Ursprungs).
Hydrocele. Chronische Prostatitis.
Chronische Salpingitis.
Metritis, Zervizitis.
Chronische, einfache, diffuse oder zystische Mastitis.

Bewegungsorgane
Akute oder chronische Arthritis.
Rachitis.
Osteochondritis juvenilis.
Chronische Osteomyelitis.
Rezidivierende Verstauchungen.

Morbus Kümmel-Verneuil (Spondylopathie traumatica).
Knochen- und Gelenktuberkulose.

Haut

Erythema nodosum.
Schuppen, juckende Ekzeme mit Fissuren.
Impetigo.
Herpes tonsurans.
Psoriasis. Lupus. Acne juvenilis.
Nachtschweiße.
Rezidivierende Urtikaria.
Alopezie.

Potenzen

D10 – D15 – D20 – D30 – D60

Anmerkungen

Wie man beim Durchlesen der Pathogenese und der klinischen
Indikationen feststellen kann, ist Tuberculinum (T. K.) eine diathetische Nosode von allgemeinem Wert sowie von zuverlässiger
und vielseitiger Wirkung.

Die Indikation dieses Arzneimittels geht über die Tuberkulose
und ihre spezifischen Manifestationen hinaus und erstreckt sich
auf eine erfolgreiche therapeutische Anwendung bei psorischen,
sykotischen und natürlich auch tuberkulinischen Störungen.

Wenn man es vorsichtig und gewissenhaft verschreibt,
braucht man keine Hemmung bei der Anwendung dieses Mittels
zu haben.

Nach der klinischen Auffassung der französischen Homöopathie (L. Vannier, Fortier-Bernoville, Rouy, Julian) soll man, wie
dies auch sonst üblich ist, T. K. nur dann verschreiben, wenn dafür
gesorgt wird, daß eine Drainage nach der Technik von Nebel
durchgeführt und zugleich das für den jeweiligen Zustand des
Patienten passende Simillimum gesucht und angewendet wird.
Das gilt für die gesamte Nosodenbehandlung. Wenn man so vor-

geht, ist die Verschreibung der Nosoden eine große Hilfe für die praktische Arbeit des homöopathischen Arztes.

Tuberculinum Residuum Koch oder T. R.

Es handelt sich um eine Glyzerinemulsion, welche die wasser-unlöslichen Teile des Mycobacterium tuberculosis enthält.

Man verwendet die humanen Stämme P. N. – D. T. und C von Mycobacterium tuberculosis und einen bovinen Stamm. Diese Stämme werden auf einer Santon-Kultur bei 37° 6 – 7 Wochen lang gezüchtet. Darauf werden sie während 1 Stunde erhitzt, dann filtriert, und der Rest, der auf dem Filter verbleibt und aus den Mikrobenkörpern besteht, dient zur Herstellung des T. R.

Dann wird das Ganze in destilliertem Wasser suspendiert, verschiedene Male gewaschen und zentrifugiert. Der Bodensatz der Zentrifugation wird auf -15° gebracht und bei Zimmertemperatur wieder aufgetaut. Dieser Vorgang des Gefrierens und Wiederauftauens wird etwa 10mal wiederholt. Man bekommt so eine homogene, hellbraune Masse, die in dem 20fachen Volumen destillierten Wassers suspendiert und mit 60 Stößen in der Minute von einem mechanischen Rüttelgerät 1 Stunde lang geschüttelt wird. Man zentrifugiert abermals und der Bodensatz wird in Glyzerin suspendiert. Nach wiederholter einstündiger Verschüttelung filtriert man durch Gaze und erhält endlich eine opaleszierende Flüssigkeit, die das T. R. darstellt und zum Schluß noch auf Unschädlichkeit und Ungiftigkeit kontrolliert werden muß.

Pathogenese
Allgemeine Symptomatologie

Es handelt sich um einen blassen Menschentyp mit grauem Teint und hellvioletten Lippen, dessen Unterlippe häufig der ganzen Länge nach gespalten ist und der trotz eines gut erhaltenen Appetites abmagert.

Er leidet an periodisch intermittierenden, afebrilen Syndromen mit fibrösen Entzündungen der Aponeurosen und Gelenke.

Atmungsorgane

Fibröse Tuberkulose.
Pleuritis sicca.

Verdauungsapparat

Chronische fibröse, adhäsive Peritonitis.

Urogenitalapparat

Urin spärlich, übelriechend.
Chronische tuberkulöse Salpingitis.

Bewegungsorgane

Arthritiker vom carbo-nitrogenen Typ mit Neigung zu progredienten Ankylosen.

Zu Beginn Arthralgien mit ziehenden Schmerzen, Gelenksteifheit beim Aufwachen oder mangels Bewegung, nicht beeinflußt durch atmosphärische Veränderungen.

Dann Deformationen durch Tendovaginitis mit nachfolgenden Gelenkdeformationen, die in fortschreitenden Ankylosen und in Arthrosen enden.

Beim Befall der Ligamenta intervertebralia kommt es zu chronischer ankylosierender Spondylarthritis.

Wenn die Knorpel und Gelenke beteiligt sind, kommt es zu Bewegungsbehinderung und Schmerzen bei Bewegung (zervikale, dorsale und lumbale Arthrosen, Gonarthrosis und Coxarthrosis, Heberdensche Knötchenbildung an den Fingern und Arthrosis des Daumengrundgelenks).

Haut

Haut trocken mit wenig Schweiß; Acne conglobata auf dem Rücken und den Schultern.

Modalitäten

Verschlimmerung durch Ruhe.
Besserung durch Bewegung und Gymnastik.

Diagnostik
Positive Diagnostik

- Gelenkschmerzen, verschlimmert durch Ruhe, unbeeinflußt durch atmosphärische Schwankungen.
- Neigung zu fibrösen, aponeurotischen, artikulären, viszeralen Gewebsveränderungen.

Differentialdiagnostik

Baryta carbonica: Gefäßsklerose mit psychosomatischen Ausfallserscheinungen.

Bryonia: Verschlimmerung durch Bewegung.

Natrium sulfuricum: Verschlimmerung durch Feuchtigkeit.

Psorinum: Verschlimmerung durch Wetterwechsel, Empfindlichkeit gegen Kälte; Hautausschläge mit Jucken; Gelenkschwäche.

Rhus toxicodendron: Verschlimmerung durch feuchtes Wetter.

Sulfur jodatum: Tuberkulinische Autointoxikation mit Tracheitis, Adenopathien sowie hartnäckig juckenden Hautausschlägen.

Klinische Diagnostik
Allgemeines

Arthritische und arthro-tuberkulinische Zustände.

Verschleppter Tuberkulinismus.

Fibröse Tuberkulose.

Atmungsorgane

Pulmonarsklerose.

Chronische Bronchitis.

Fibröse Tuberkulose.

Pleuritis sicca.

Verdauungsapparat

Periduodenitis.

Perienterocolitis.

Pericholezystitis.

Chronische fibröse, adhäsive Peritonitis.

Perityphlitis.
Perityphlokolitis.

Urogenitalapparat

Chronische Salpingitis.
Chronische Metritis.
Sterilität. Perizystitis.
Seröse Perisalpingitis.

Bewegungsorgane

Chronisch progrediente Polyarthritis.
Tuberkulöser Rheumatismus nach Poncet und Leriche.
Chronische ankylosierende Spondylarthritis.
Arthrosen.
Periarthritiden.

Haut

Dupuytrensche Krankheit (Schrumpfung der Palmaraponeurose).
Volkmannsches Syndrom (ischämische Muskelkontraktur).
Acne conglobata.

Potenzen

D10 – D15 – D20
Die D20 erscheint klinisch gesehen am geeignetsten.

Anmerkungen

T. R. ist eine nützliche Nosode, die zwar lange Zeit braucht, um
ihre klinische Wirkung zu manifestieren, die jedoch bei veralte-
ten tuberkulösen Zuständen und bei Paratuberkulose mit fibröser
Neigung verschrieben werden sollte.
Bei Arthrosen und bei dem „Rheumatismus" von Poncet-Leriche
habe ich gute Erfolge damit gehabt.
Dasselbe gilt für veraltete abdomino-genitale Syndrome.
Diese Nosode muß durchaus ernst genommen werden.

Vaccinotoxinum

Wird aus dem Pockenimpfstoff der Pharmakopoe hergestellt.

Pathogenese
Allgemeine Symptomatologie

Unruhe, allgemeines Unwohlsein, Schlappheit.
Asthenie mit dem Verlangen sich zu strecken und zu gähnen.
Allgemeine Schwäche.
Kinder wollen getragen werden.

Psyche und Nervensystem
Psyche

Weinerlicher Typ, schlecht gelaunt.
Ungeduldig, reizbar, beunruhigt wegen seiner Geschäfte.
Krankhafte Furcht, die Pocken zu bekommen.
Nervöse Depression mit Verwirrungszustand und Vergeßlichkeit.

Nerven

Nicht erquickender Schlaf.
Erwacht mitten in der Nacht durch berstende Schmerzen in Stirn
und Augen.
Stirnkopfschmerzen, als ob die Stirn bersten wolle.
Gefühl von Erstarrung und Nadelstichen in der rechten Schlä-
fengegend.
Schmerzen und Hitze im Kopf, hauptsächlich in der Stirn,
während der Morgenstunden. Stechen wie von Nadeln in beiden
Schläfen.

Augen – Hals – Nasen – Ohren
Augen

Augenlider gerötet; Konjunktivitis, Sehschwäche.
Schmerzen der Augenhöhlen und der Augen, als ob sie zersprin-
gen wollten.
Sehstörungen; es liegt wie ein Schleier vor den Augen, hauptsächlich morgens.

Stechende Schmerzen im inneren Winkel des linken Auges.

Gefühl, als ob das Unterlid platze.

Augen und Gesicht gerötet; kleine Pünktchen im Gesicht und an den Händen.

Hals – Nasen – Ohren

Gefühl von Nasenverstopfung mit Ausfluß.

Nasenbluten, vorher ein zwickendes Gefühl auf dem Nasenrücken und zwischen den Brauen, besonders nach dem Frühstück.

Kältegefühl im Hals, das in die prästernale Gegend ausstrahlt.

Schwellung im rechten Parotisbereich.

Rötung und Schwellung des Gesichts.

Atmungsorgane

Atemnot mit Schmerzen in der Magengrube und Beklemmung in der präkordialen Gegend.

Bruststiche links in Höhe der falschen Rippen

Kreislauf

Präkordiale Schmerzen.

Erethismus des Herzens und der Arterien.

Verdauungsapparat

Zunge dick, gelb, trocken; die Papillen ragen durch den Belag hervor.

Mund und Zunge trocken.

Appetitlosigkeit, Abscheu beim Geruch und beim Anblick von Nahrungsmitteln.

Kaffee hat einen sauren Geschmack.

Schmerzen in der Magengrube mit abdominaler Auftreibung.

Lanzinierende Schmerzen in der Lebergegend.

Stechen in der Milzgegend.

Urogenitalapparat

Nephritis mit Hämaturie und Albuminurie. Ödeme.

Menses stark und zu häufig.

Bewegungsorgane

Rücken

Rückenschmerzen, zur Lumbalgegend hin abnehmend, strahlen um die Taille aus.

Obere Gliedmaßen

Schmerzen im linken Arm; dadurch Schwierigkeiten, wenn der Patient morgens aufstehen will.

Schmerzen der Handwurzeln und der Hände mit einem Gefühl wie von einem warmen Luftzug.

Steifheit, Rötung und Zittern des linken Armes.

Gefühl von Erstarrung und Brennen des 4. Fingers links.

Keloide in der Impfnarbe.

Untere Gliedmaßen

Gefühl, als ob der linke Schenkel ausgerissen würde.

Schmerzempfindung in den unteren Gliedmaßen wie nach einer großen Erschöpfung.

Beine schmerzhaft, schwer zu heben.

Gefühl von Zermalmung der Knochen und als ob sie verkürzt seien.

Druckschmerzen in den Knien.

Haut

Trockene Haut.

Kleine Knötchen und rote Pusteln an beliebigen Körperstellen nach Hitze.

Pusteln von dunkelroter Farbe, erhöht, rund oder länglich, die einen gelb-grünlichen Eiter enthalten und an der linken Rumpfseite, zwischen den Schultern, auf der linken Schulter, hinter dem rechten Ohr sitzen.

Pockenartige, juckende Pusteln, von der Größe einer kleinen Erbse mit einer kleinen zentralen Einbuchtung und einer Verhärtung an der Basis.

Brennende Stiche auf der ganzen Körperhaut, vorwiegend auf der Stirn und der Kopfhaut.

Fieber

Fieber mit starker Hitze, Durst, Unruhe, Weinen.
Abscheu vor Nahrung.

Diagnostik
Positive Diagnostik

- Unruhe, Ungeduld, Reizbarkeit.
- Konjunktivitis und Rhinitis.
- Fieber. Anorexie.
- Schmerzen im Rücken und in den Gliedern mit dem Gefühl starker Ermüdung.
- Bläschen- oder Pustelausschlag mit brennenden Schmerzen der Haut.

Differentialdiagnostik

Arsenicum: Bullöser Ausschlag, Brennen wie von glühenden Kohlen, schlimmer zwischen 1 und 3 Uhr, Unruhe und Ängstlichkeit.

Mezereum: Bläschenausschlag mit gelblichem Eiter; Brennen schlimmer im Bett mit starkem Juckreiz.

Rhus toxicodendron: Bläschenausschlag, brennend und juckend. Zunge trocken mit einem roten Dreieck an der Spitze.

Klinische Diagnostik
Allgemeines

Vorbeugungsmittel gegen Pocken.
Desensibilisierung der Pockenimpfung.
Sykotische Zustände.

Psyche und Nervensystem

Depressive Psychose.
Kopfschmerzen.

Augen – Hals – Nasen – Ohren

Konjunktivitis. Blepharitis.
Iritis. Phlyktänuläre Keratitis.
Eitrige Rhinitis.

Bewegungsorgane

Polyarthose.
Periartikulärer Rheumatismus der Sehnen und der Muskeln.
Rheumatische Lähmungen.

Urogenitalapparat

Postvakzinale Nephritis.
Hämaturie. Albuminurie. Ödeme.
Hypermenorrhoe.

Haut

Windpocken – Herpes zoster – Herpes simplex.
Erysipel.
Bindegewebsphlegmone.
Akute Ekzeme.

Potenzen

D10 – D15 – D20

Anmerkungen

Vaccinotoxinum ist eine gute Nosode, aber weniger wirksam als Variolinum.

Ich verwende es bei Herpes zoster, und zwar von Anfang an
zusammen mit Staphylococcinum, Rhus toxicodendron und Arsenicum in
Hochpotenzen und häufiger Wiederholung.

Ich habe klinische Fälle mit schneller Heilung von Herpes
zoster in meinem Buch „Etudes Homéopathiques, cliniques et
thérapeutiques" Bd. 1 (Paris. Editions Peyronnet) beschrieben.
Selbstverständlich hat man auch manchmal weniger gute Resultate. Aber Vaccinotoxinum bleibt trotzdem eine gute und brauchbare
Nosode.

Variolinum

Es handelt sich um ein Mikrobenlysat aus der serösen Flüssigkeit von Pockenpusteln.

Pathogenese
Allgemeine Symptomatologie

Krankhafte Furcht, die Pocken zu bekommen.
Allgemeine Ermüdung. Unruhe.
Schwere Windpocken.
Pockenartige Zustände.

Psyche und Nervensystem

Heftige, unerträgliche Hinterkopfschmerzen.
Gefühl eines Bandes, das um den Kopf gepreßt ist.
Geschwollene Augenlider. Taubheitsgefühl.
Schwindel.
Sehen grüner Farben beim Aufstehen.

Atmungsorgane

Beklemmung.
Hals empfindlich, wie zusammengeschnürt.
Kloßgefühl an der hinteren Rachenwand rechts.
Husten mit Auswurf von klebrigem, dickem, blutigem Schleim.

Verdauungsapparat

Jeder Geruch verursacht Übelkeit.
Kupferähnlicher, fauliger Geschmack.
Die Zunge hängt während des Schlafes aus dem Mund.
Tympanismus. Erbrechen. Diarrhoe.

Bewegungsapparat

Starke Schmerzen im Lumbosakralbereich.
Marternde Rückenschmerzen, die in den Bauch ausstrahlen.
Wehtun der Glieder und Schmerzen in den Handwurzeln.

Gefühl, als ob eiskaltes Wasser wie ein dünner Faden den Rücken hinunterlaufe.

Haut

Haut trocken, heiß. Petechien.
Bläschenausschläge; Petechien.

Fieber

Hohes Fieber mit heftiger, ausstrahlender Hitze.
Starke, unangenehme Schweiße, schlechter Geruch.

Diagnostik
Differentialdiagnostik

Vaccinotoxinum: vgl. den entsprechenden Abschnitt, Seite 181
Malandrinum: vgl. den entsprechenden Abschnitt, Seite 93

Klinische Diagnostik

Vorbeugungsmittel bei Pocken.
Varizellen. Herpes zoster.
Rachialgien.
Postherpetische Neuritis.
Acne pustulosa.
Postvakzinale enzephalitische Affektionen.
Sykotische postvakzinale Zustände (Spätzustände nach Pocken-
impfung).

Potenzen

D10 – D15

Yersinsches Serum

Wird aus dem Anti-Pest-Serum der Pharmakopoe hergestellt.

Indikationen

Diese Nosode, die von Folley, einem nichthomöopathischen Arzt, angegeben wurde, wird von Barishac, Chavanon, Rousseau bei **Grippe** empfohlen.

Potenzen

D15 – D20

Anmerkungen

Man kann außer den homöopathischen Heilmitteln, die durch das jeweilige Symptomenbild des Kranken angezeigt sind, auch noch Oscillococcinum, Pyrogenium, Influenzinum und das Yersinsche Serum verschreiben. Die letztere Nosode ist ganz besonders angezeigt, **wenn der grippale Affekt vorherrschend pulmonären Charakter hat**, verbunden mit **heftigem Fieber** und **Atembeklemmungen, mit schleimigem, dickem, rötlichem Auswurf** und mit **Krepitation.**

Literaturverzeichnis

Albahary, C., Maladies Médicamenteuses d'ordre thérapeutique et accidentel. Verlag Masson, Paris 1953.

Allen, The Materia Medica of the Nosodes. Verlag Boericke & Tafel, Philadelphia 1910.

Allendy, Les Nosodes (Annales Homéopathiques de l'Hôpital St. Jacques, März – April 1932).

Allouard, Les Tuberculines (Actes Société Rhodanienne d'Homéopathie, Januar 1953).

Actes de la Société Rhodanienne d'Homéopathie 1956, – Band 2: Beiträge der Drs. *Martiny, J. Jarricot, Douturier, Lamasson, Dano.*

Les Annales Homéopathiques Françaises, Jahrgang 8 [1958]: Heft über die Sykose.

Archives Homéopathiques de Normandie, 4. Jahrgang, Nr. 15: Heft über die Colibacillose.

Aversencq, L'Isopathie n'est pas une médecine identique (Courrier des Médecins Homéopathiques Français, 2. Jahrgang [1958], Nr. 9).

Aversencq, L'Isopathie n'est pas une médecine identique (Revue Belge d'Homéopathie 1957, S. 207).

Bardoulat, Le vétérinaire Lux de Leipzig. (L'Homéopathie française 1959, S. 235).

Bardoulat, Indications de Pyrogenium en Homéopathie vétérinaire. (L'Homéopathie Française 1950, S. 485).

Barrucaud, Fièvre aphteuse. Isotherapie. Homéopathie. (L'Homéopathie française 1953, S. 54).

Baur, Le psychisme de Tuberculinum. (Les Annales Homéopathiques françaises 1958, Nr. 1).

Baur, Notes sur Syphilinum (Les Annales Homéopathiques françaises 1. Jahrgang [1958], Nr. 2).

Bayle et **J. Gallavardin,** Psorinum. (Propagateur de l'Homéopathie. Nr. 12 [3L. 12.12.]).

Benard, Les états aigus en médecine rurale. Observations cliniques. (Archives Homéopathiques de Normandie. 1. Jahrgang, Nr. 4 [Nov. 56]).

Bernard, H., Nouveau Traité d'Homéopathie. Verlag Coquemard, Angoulême.

Bernard, H., La Reticulo-endothéliose chronique ou Sycose. Verlag Coquemard, Angoulême.

Bönninghausen, Remèdes Anti-Psoriques. Franz. Übersetzung von *Bachmetef* und Dr. *Rapou.* Verlag Baillière, Paris 1834.

Bönninghausen, Manuel de Thérapeutique Homéopathique. Franz. Übersetzung von Dr. *Roth.* Verlag Baillière, Paris 1846.

Boericke, Materia Medica. 1927.

Brotteaux, Homéopathie et Isopathie. Verlag Peyronnet, Paris 1947.

Bulletin de la Société Médicale Homéopathique d'Aquitaine, 5. Jahrgang, Nr. 9 und 10. [Juni/Juli 1954]. Tuberculine und Tuberculinisme: Heft über Beiträge von R. *Zissu, Demarque, Bernard, Schnetzler, Wurmser, Iliovici, Lamasson, Tetau.*

Cantégrist, Un cas d'Isothérapie (L'Homéopathie française 1958, S. 117).

Cartier, F., Thérapeutique des voies respiratoires. Verlag Baillière et Fils, Paris 1920.

Cartier, F., Traité complet de Thérapeutique Homéopathique. Verlag Baillière, Paris 1929.

Charette, Gilbert, La Matière Médicale pratique. Verlag Editions Médicales, Paris 1928.

Chavanon, P., Thérapeutique O.R.L. homéopathique. Verlag Imprimerie Saint Denis, Niort 1935.

Chavanon, Paul, La Diphtérie. Verlag Imprimerie Saint Denis, Niort o. J.

Chiron, J. P., Eczema et Tuberculinisme (Cahiers d'Homéopathie et Thérapeutique comparée 1947 – 48, S. 20).

Collet, T. J. M., Isopathie. Verlag Vigot Frères, Paris 1902.

Courrier des Médecins Homéopathes français, 1. Jahrgang [1957], Nr. 8 u. 9: Heft über die Grippe.

Dano, Georges, Contribution à la thérapeutique des accidents allergiques et de leurs équivalents. (Les Annales Homéopathiques Françaises, 1. Jahrgang [1958], Nr. 3).

Danos, Jacques, Bacillinum ou Bacilles K (Cahiers d'Homéopathie et Thérapeutique comparée 1945 S. 349).

Danos, Jacques, L'Avenir des Nosodes (Cahiers d'Homéopathie et Thérapeutique comparée 1946 S. 297).

Danos, Jacques, Les Nosodes dans la nouvelle pharmacopée Homéopathique (Revue française d'homéopathie 1947, Nr. 3 [Juli]).

Daull, Otites et tuberculines (Homéopathie française 1953, S. 18).

Desjars, La Colibacillose (L'Homéopathie Française 1952, S. 72).

Desjars, Commentaires sur une centaine de cas de grippe (L'Homéopathie Française 1952, S. 434).

Dewey, W. A., Katechismus der reinen Arzneiwirkungslehre. Karl F. Haug Verlag, Ulm/Donau 1958.

Dubost, Sémiologie clinique et thérapeutique de l'hérédo-syphilis (L'Homéopathie française 1954, S. 2 und 70).

Dufilho, Pyrogenium et Penicilline (L'Homéopathie Française 1952, S. 275).

Duprat, H., Traité de Matière Médicale Homéopathique. Verlag Baillière, Paris 1948.

Encyclopédie Médico-Chirurgicale: Intoxications.

Fallex, Jean, Antibiotiques – Fongiques et Sycose (Courrier des Médecins Homéopathes français 1959, Nr. 22 [April]).

Fallex, Jean, Une nouvelle forme de Lycose: La Mycosycose (Actes de la Société Rhodanienne d'Homéopathie 1955. 4e trim.)

Farrington, Matière Médicale Homéopathique. 1934.

Ferriot, Quelques observations de Pyrogenium (L'Homéopathie Française 1949, S. 174).

Fortier-Bernoville, Comment guérir par l'Homéopathie.

Foubister, D. M., Indication pour l'usage de certains nosodes (Revue Belge d'Homéopathie 1954, Nr. 4, S. 339).

Foubister, Carcinosin (British Homeopathic Journal XLVII [1958], Nr. 3).

Gallavardin, J., Morbillin (Propagateur de l'Homéopathie, Nr. 12 [31. 12. 1912]).

Gally, Hérédo-spécificité, la Sycose et le Tuberculinisme (Revue française d'Homéopathie 1949, Nr. 4 [Dezember]).

Granikova, T. A., Kratkoe Rukovodsvo po Homeopathie (russisch). Moskau 1956.

Guermonprez, Penicillinum (L'Homéopathie Française 1954, S. 197 u. 265).

Hodiamont, Venins et Remèdes du Règne Animal en Homéopathie. Bruxelles 1957.

Hodiamont, Remèdes végétaux en Homéopathie. Verlag Bailliére, Paris.

Homéopathie Moderne, 3. Jahrgang, Nr. 16 [15. Oktober 1934]: Heft über die Colibacillose.

Homéopathie Moderne, 3. Jahrgang, Nr. 18 [15. November 1934]: Heft über die Grippe.

Homéopathie Moderne, 1. Jahrgang [1. November 1932]: Heft über die homöopathische Therapeutik der Tuberkulose.

Homéopathie Moderne, 5. Jahrgang, Nr. 6 [15. März 1936] u. Nr. 4 [15. Februar 1936]: Heft über die Isopathie und die Nosoden.

Homéopathie Moderne, 6. Jahrgang, Nr. 2 [15. Januar 1937]: Matière Médicale des principaux Nosodes.

Homéopathie Moderne, 1. Jahrgang, Nr. 7 [1. November 1932]: Heft über die Tuberkulose.

Homéopathie Moderne, 5. Jahrgang, Nr. 20 [15. Dezember 1936]: Matière Médicale des principaux Nosodes.

Homéopathie Moderne, 7. Jahrgang, Nr. 1 u. 2 [Januar 1938]: *P. Vincent*: Pyrogenium (Bericht über die Konferenz von *L. Jacob*).

Homéopathie Moderne, 7. Jahrgang, Nr. 4 [15. 2. 1938]: *R. Goiffon* u. *H. Prêtet*: A propos des „nosodes intestinaux" de Bach.

Homéopathie Moderne, 7. Jahrgang, Nr. 4 [15. 2. 1938]: *P.Vincent*: Medorrhinum (Bericht von *L. Jacob*).

Homéopathie Moderne, 7. Jahrgang, Nr. 10 [15. Mai 1938]: *P.Vincent*: Luesinum.

Iliovici, K., Le portrait de Medorrhinum (L'Homéopathie Française 1952, S. 84).

Iliovici, Mme Dr., Essai de comparaison et de synthèse sur l'étude des cinq principales tuberculines (L'Homéopathie française 1949, S. 146 u. 266).

Jannot, Une thérapeutique de fonction Allo-Homéopathique Isotherapie sanguine injectable (L'Homéopathie Française 1957, S. 25).

Jannot, Possibilités et limites de l'isothérapie injectable (L'Homéopathie Française 1957, S. 606).

Jarricot, Dix questions sur l'Isopathie (Le Propagateur de l'Homéopathie. 1938, Nr. 1 [Januar]).

Jarricot, Sur la pratique contemporaine de l'Isopathie en France (Le Propagateur de l'Homéopathie. 1939, Nr. 7 [Juli]).

Jousse, Les Nosodes intestinaux (Bulletin du C. H. F. 1952, 2. Halbjahr).

Jousse, Quelques observations de Luesinum (L'Homéopathie française 1933, S. 482).

Jousset, *Pierre* et *Marc,* Mémorial de thérapeutique homéopathique. Verlag Baillière, Paris 1920.

Julian, O., Etudes Homéopathiques Cliniques et Thérapeutiques. Verlag Peyronnet, Paris 1958.

Julian, O., A propos de la syphilis à sérologie irréductible (Cahiers d'Homéopathie et Therapeutique comparée 1955, Bd. 2, S. 157).

Kents Arzneimittelbilder. Vorlesungen über homöopathische Materia medica. 9. Auflage. Karl F. Haug Verlag. Heidelberg 1979.

Kollitsch, P., Homéopathie. Librairie Maloine, Paris 1955.

Kopp, Homéopathie et syphilis secondaire (L'Homéopathie française 1949, S. 18).

Kopp, Homéopathie et Colibacillose (L'Homéopathie française 1949, S. 397).

Lamasson, Etude patho-genetique de Poumon Anaphylactique (Bulletin Société Homéopathique d'Aquitaine 1958, Nr. 4 [Januar]).

Lamouroux, Traitement isopathique de la „maladie de la patte dure" du chien (Revue française d'homéopathie 1953, Nr. 1).

Lathoud, Etudes de Matière médicale homéopathique. Verlag Martin u. Ternet, Vienne (Isère) 1932.

Leffort, Portrait de Medorrhinum (Bulletin de la Société de Médecine Homéopathique d'Aquitaine 1953, 3).

Leffort, Particularités psychiques de Colibacill. (Bulletin Société Homéopathique d'Aquitaine 1954, Nr. 7).

Le Tellier, La Tuberculose pulmonaire (Annales Homéopathiques de l'Hôpital Saint Jacques Januar 1933).

Licinio, Condoso (Rio de Janeiro): Dynamotherapie autonosique ou traitement des maladies par leurs agents et leurs produits dynamisés. 1923.

Martignolles, Traitement des diverses maladies par l'Isothérapie sanguine injectable en Côte d'Ivoire (L'Homéopathie française 1957, S. 498).

Martignolles, Isopathie dans la Peri-Pneumonie (L'Homéopathie française 1958, S. 500).

Mayeur, F., Traitement d'états pathologiques divers par la désensibilisation ou traitement Anti-Allergique (Revue Belge d'Homéopathie 1949, 2).

Mayeur, F., Traitement d'affections allergiques et autres par la désensibilisation spécifique Hahnemannienne (L'Homéopathie française 1957, S. 214).

Nash, Principes de thérapeutique homéopathique, übersetzt aus dem Englischen von Dr. *Borliachon*, Verlag Doin, Paris 1950.

Nebel, Traitement isopathique des affections malignes (Actes du Congrès de la L. H. I. 1931. Genf).

Noailles, Deux cas de Pyrogenium (Cahiers d'Homéopathie et Thérapeutique comparée. 1945, S. 398).

Pahud, Charles, Enquête sur la valeur des vaccinations homéopathiques (Journal Suisse d'Homéopathie 1959, Nr. 4).

Paterson, John, Les Nosodes Intestinaux (Compte rendu des Journées Rhodaniennes d'Homéopathie Lyon 1949. L'Homéopathie Française 1949, Nr. 9 [November]).

Paterson, John, Morgan-Gaertner Nosode intestinal complémentaire de Lycopodium. übersetzt von Dr. *Renard*. (Revue française d'Homéopathie 1949, Nr. 3 [September]).

Pfister, Traitement des Psychoses, notamment de la schizophrénie, par la méthode néohippocratique complétée par le traitement homéopathique et isopathique. (Actes du 1er Congrès International de Médecine Néo-Hippocratique 1937).

Pichet, L., Courtes notes sur 25 ans de pratique de l'Isothérapie (Propagatuer de l'Homéopathie 1938, Nr. 9 [November]).

Poisson, Observations de malades guéris par le nosode Paratyphoïd B.(Les Annales Homéopathie Françaises. 2. Jahrgang, Nr. 1 [Oktober 1959]).

Pommier de Santi, Etude theorique et pratique d'un nouveau nosode de la Sycose: Le Streptoentérocoque (Revue française d'Homéopathie 1950 – 1951, Nr. 4).

Pommier de Santi, Medorrhinum: Remède primordial en O. R. L. (Revue française d'Homéopathie 21. Mai 1952).

Poret, La Conférence du Dr. Allendy (Homéopathie Moderne. 1. Jahrgang, Nr. 5 [Oktober 1932]).

Rapports de la Fédération Nationale des Sociétés Homéopathiques de France et de l'Union Française. Verlag Ternet u. Martin. Vienne (Isère) 1955.

Renard, Anthracinum (L'Homéopathie Moderne, 2. Jahrgang, Nr. 8 [15. April 1933]).

Renard, Les Nosodes (L'Homéopathie Moderne, 5. Jahrgang, Nr. 9 [1. Mai 1936]).

Rousseau, Tuberculines et Asthma (Revue française d'Homéopathie 1949, Nr. 3 [September]).

Rouy, A., Thérapeutique Homéopathique d'après 30 ans de pratique. Bd. 1, 2, 3. Verlag Vigot, Paris 1951.

Schepens, E., Etude de quatre grands nosodes: Syphilinum, Tuberculinum, Medorrhinum, Psorinum (Revue Belge d'Homéopathie 1949, Nr. 2 ff).

Schmidt, Roger, Brucella, nosode rarement employé (Les Annales Homéopathieques françaises 1959, Nr. 2).

Sevaux et **Emar,** Contribution à l'étude de l'action biologique des dilutions homéopathiques: Streptococcinum 7 CH et 9 CH (L'Homéopathie française 1959, S. 197).

Stauffer, Homöotherapie. Hippokrates Verlag, Stuttgart 1950.

Stauffer, Klinische Homöopathische Arzneimittellehre. Verlag Johannes Sonntag, Regensburg 1955.

Stiegele, A., Homöopathische Arzneimittellehre. Hippokrates Verlag, Stuttgart 1949.

Stiegele, A., Klinische Homöopathie. Hippokrates Verlag, Stuttgart 1955.

Susini, Deux observations de Luesinum (L'Homéopathie française 1954, S. 208).

Tetau, Jean et **Max,** Les Biothérapiques (Revue française d'Homéopathie 1956, Nr. 1).

Tetau, Max, Les nouveaux biothérapiques (Les Annales Homéopathiques françaises 1958, Nr. 2).

Vannier, Henri, Le rôle des Biothérapiques dans les troubles psychiques. (L'Homéopathie française 1959, S. 85).

Vannier, Léon, L'action des tuberculines diluées (Bulletin du C. H. F. 1950, 2. Halbjahr, S. 34).

Vannier, Léon, Les Cancériniques. Verlag Doin, Paris 1952.

Vannier, Léon, Les Tuberculiniques. Verlag Doin, Paris.

Vannier, Léon, Précis de Mat. Méd. Homéopathique. Verlag Doin, Paris 1958.

Vannier, Léon, Thérapeutique Homéopathique.

Vannier, Pierre, T. K. et T. R. (Cahiers d'Homéopathie et Thérapeutique comparée 1958, 2. Bd.).

Vannier, Pierre, Syphilinum et Medorrhinum (Cahiers d'Homéopathie et Thérapeutique comparée 1958, 3. Bd.).

Voisin, Traité de Thérapeutique et Repertoire Homéopathique clinique.

Voisin, Matière Médicale Homéopathique clinique. Verlag Imprimerie Moderne – G. Ducrot, Annecy 1949.

Wurmser, L., Les Biothérapiques. (Mitteilung an C. H. F., November 1955).

Wurmser, L., Qu'est-ce qu'un Isothérapique? (Mitteilung an C. H. F., November 1956).

Zissu, Constitutions, tempéraments et toxines (L'Homéopathie Française 1949, S. 50).

Zissu, Les Nosodes Tuberculiniques (Bulletin-du-Syndient National des Médecines Homéopathes français 1960, Nr. 3, 4).

Leitsymptome in der homöopathischen Therapie

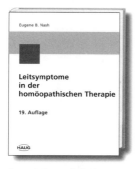

Eugene B. Nash

Leitsymptome
in der
homöopathischen Therapie

19. Auflage

HAUG

Dr. med. Eugene B. Nash
Leitsymptome in der homöopathischen Therapie
19. Auflage 1996.
480 Seiten, gebunden
DM 39,80/öS 291,-/sFr 37,-
ISBN 3-7760-1603-5

Taschenbuchausgabe:
18. Auflage 1995.
480 Seiten, gebunden
DM 29,80/öS 218,-/sFr 27,50
ISBN 3-7760-1539-X

Seit dem erstmaligen Erscheinen der „Leitsymptome in der homöopathischen Therapie" (deutsch 1923) hat sich der „Nash" schnell als ein unentbehrliches Standardwerk der Homöopathie etabliert und seine Bedeutung bis heute behalten. Dieses Buch stellt wie kaum ein anderes eine gelungene, flüssig und spannend geschriebene Einführung in die Homöopathie dar. Es dient aber auch dem fortgeschrittenen Verordner als nützlicher Wegweiser und hilfreiches Nachschlagewerk für die tägliche ärztliche Praxis und gehört daher zur Grundausstattung jeder homöopathischen Handbibliothek. Die Beschreibung der Leitsymptome von über 180 Arzneimitteln wird durch einen therapeutischen Index und ein Arzneimittelregister ergänzt.

Karl F. Haug Verlag / Hüthig Fachverlage
Im Weiher 10, D-69121 Heidelberg
Tel. 0 62 21 / 4 89-5 55, Fax 0 62 21 / 4 89-4 10
Internet http://www.huethig.de,
E-Mail: hvs_buch@huethig.de

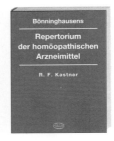